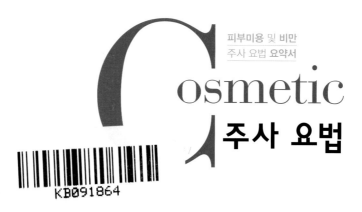

피부미용 및 비만
주사 요법 요약서

Cosmetic
주사 요법

KB091864

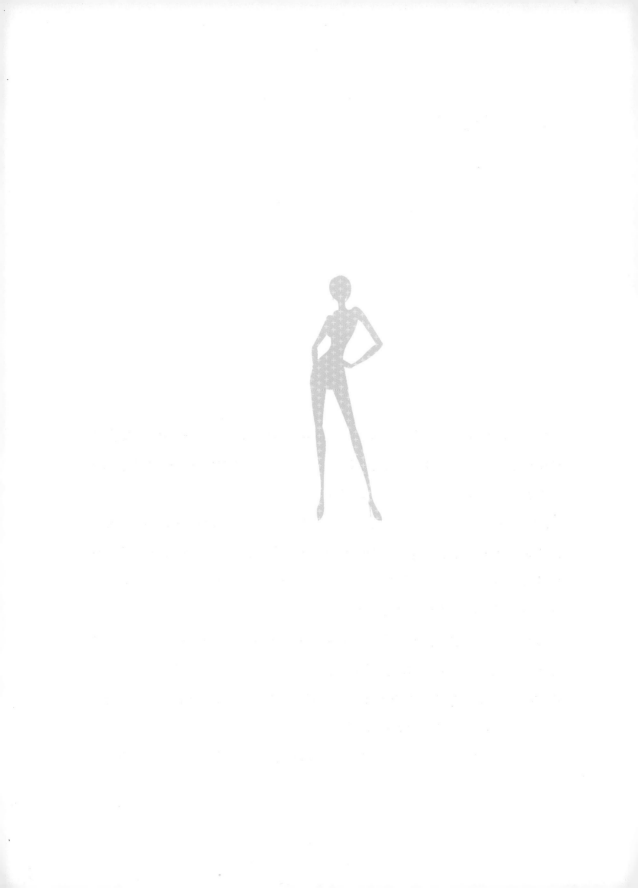

들어가면서

이 책은 코스메틱 주사 요법에 대한 요약서이다. 아직 코스메틱 주사 요법에 대한 개념이 정립되지 않은 상태이기 때문에 코스메틱 주사 요법에 대한 이해와 설명을 보다 쉽게 알리기 위해 간략하게 정리하고 요약하였다.

10년간 피부 미용 비만 클리닉에서 피부 미용 및 비만과 관련해 다양한 주사 요법을 시술하면서 이러한 주사 요법들의 개념이 정립되지 않아 환자들의 선택에 혼란을 줄 수 있다는 것을 느끼게 되었다. 특히 주사 시술은 단순히 시술에만 그치는 것이 아니라 주사 전과 후의 상담도 중요하다.

12년 전만 해도 필자는 우리나라에 비해 메디컬 코스메틱 기술이 앞서 있던 외국에서 연수를 받으며 다양한 정보를 취득했다. 그 후 국내에서 10여 년간 비만, 피부 미용, 탈모 주사 요법을 시술해 오면서 이제는 피부 미용이나 비만, 탈모 등의 코스메틱 주사 기술이 외국보다 많이 발전했고 향상되었다고 생각한다.

하지만 이런 주사 시술에 대한 개념이 통합되지 못하고 난립하고 있다 보니 소비자들이 혼란을 겪게 되고 시술하는 의사들도 올바른 정의를 내리지 못하고 있는 상황임은 부인할 수 없다. 따라서 이 책을 통해 피부 미용, 비만 등 미용에 관한 주사 요법을 "코스메틱 주사 요법"이라는 명칭으로 정하고 개념을 정립하고자 한다.

주사 요법이 간단하다고 생각하면 간단하겠지만, 이것도 엄연히 인체를 다루는 고도의 학문적 지식과 숙달된 기술이 필요하다. 또한, 의사는 최소한 몇 년 이상의 경험을 바탕으로 효과 및 결과, 부작용, 불편함 등에 대해 환자에게 자신 있게 설명할 수 있어야 한다.

필자의 클리닉을 찾는 고객들이 자주 이런 질문을 한다.

"상담도 다 하시고 직접 다 주사해줘서 하루에 몇 명이나 보시겠어요? 우리(고객) 입장에서는 좋지만 남는 것도 없으시겠네요!"

그럴 때면 늘 같은 대답을 하게 된다.

"제가 직접 상담하고 직접 약물 배합하고 직접 시술하는 원칙을 10년 동안 지켜왔고 그러했기 때문에 이 자리에서 계속 유지할 수 있었다고 생각합니다. 고객들이 한 번 방문하면 몇 년 후에라도 다시 방문하는 이유는 저의 이런 원칙 때문이었다고 생각합니다. 물론 볼 수 있는 환자 수가 제한되어 있어 간호사도 1~2명만 있어도 되고 규모도 작지만, 더 늘릴 생각이 없습니다. 저도 그동안 큰 스트레스 받지 않고 소신 있게 진료할 수 있어서 나름대로 보람이 있습니다."

필자의 클리닉은 규모가 작고 직원도 1~2명의 간호조무사가 전부다.

클리닉 규모를 크게 하고 직원도 많이 있으면 더 많은 고객을 볼 수 있어 좋을 거 같지만, 규모가 커지게 되면 그 규모를 유지하기 위해 내원 고객 수를 늘려야 하고 당연히 필자가 직접 상담하고 진료하여 주사하는 원칙을 깨뜨릴 수밖에 없다.

얼마 전 십년지기 동료 의사가 왜 변두리에서 규모를 작게 운영하느냐며? 자신은 이해를 못 하겠다고 필자에게 물어보았다. 아이러니하게도 필자의 가까운 주변 지인들도 아직 나의 의도를 모르는구나! 라는 생각을 하게 된다.

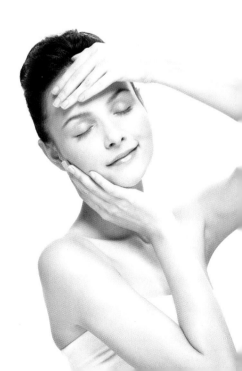

차례

chapter 1

코스메틱 주사 요법이란?

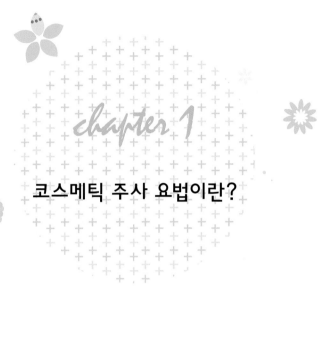

코스메틱 주사 요법의 기본 정신

피부 미용, 비만 외 기타 미용 치료에 사용하는 모든 코스메틱 주사 요법은 의사가 직접상담하고 의사의 손맛에 의해 의사의 기술로서 시술하는 것이다.

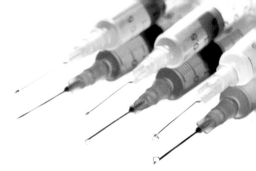

코스메틱 주사 요법이란?

피부 미용, 비만 등의 미용 관련 주사 요법은 질병 치료보다는 상업적인 면으로 비칠 수 있다. 하지만 이들 시술도 의사의 전문적인 지식과 이론의 바탕에 기초한 전문가적 의술이다. 이에 정확한 정의와 개념의 필요성을 느끼게 되었고, 15년간 피부 미용, 비만, 기타 웰빙 주사 요법을 시술하면서 쌓은 경험과 임상을 통한 기술 축적을 바탕으로 "코스메틱 주사 요법"이라는 용어의 정의를 내리고자 한다.

현재 이 분야에서는 우리나라 최고라는 자부심으로 학문적 연구를 꾸준히 하고, 해외 연수 등을 통해 실력을 쌓도록 노력하며 매진해 왔다고 자신한다. 코스메틱 주사 요법에서 주사 기술이나 약물 배합 방법은 의사들의 성향이나 의도에 따라 다를 수밖에 없다. 예를 들어 A 클리닉에서 시술하는 지방 분해 주사는 B 클리닉에서 시술하는 지방 분해 주사와는 다를 수밖에 없다. 우선 배합하는 약물이 다를 수 있다. 또 약물은 같더라도 약물 배합 방법이 다를 수 있다. 게다가 시술자의 테크닉은 다를 수밖에 없다. 또한 시술자(의사)의 경험 및 시술 노하우 등에도 차이가 있다. 따라서 명칭이 같은 지방 분해 주사 요법이지만, 각 클리닉의 특성에 따라 가격이나 시술 방법 등이 다를 수밖에 없다.

일반 생활에 적용해서 설명하면, 된장찌개를 끓이더라도 재료가 다르고, 배합 방법이 다르며, 끓이는 사람의 기술에 따라 맛도 달라지지 않던가! 하지만 된장이 들어가기 때문에 '된장찌개'라는 공통적인 명칭을 사용한다. 중심점에 '된장'이 자리 잡고 여러 파생된 된장찌개가 탄생하는 것이다. 이러한 논리로 피부 미용 및 비만 주사 요법에도 공통적인 가치관이 필요하다고 생각한다.

필자가 '코스메틱 주사 요법'이라는 통합된 어휘를 사용하는 이유는 주사 요법에 대한 기본 개념을 정립하기 위해서다. 주사 시술은 개개인에 따라 다를 수밖에 없지만, 주사 시술을 하는 의사의 마음가짐과 가치관은 통합할 수 있기 때문이다. 그래서 최소한의 정의를 내리고 개념을 잡아 시술하는 것이 소비자와 시술자(의사) 모두에게 바람직할 것으로 생각한다.

즉 주사 시술 자체는 스스로 연마하고 연구하여 꾸준히 개발해야 하지만, 그 가치를 높일 수 있는 어떤 통합된 가치관과 공통된 개념이 있어야 한다.

피부 미용이나 비만 외에 다른 미용 치료에 사용되는 모든 주사 요법 시술에 코스메틱 주사 요법이라는 명칭을 붙이려면

(1)시술 전 시술 의사가 고객 직접 상담, (2)의사가 직접 약물 배합, (3)의사가 직접 주사 시술이라는 3대 원칙을 지켜야 한다. (가장 중요한 통합된 가치관과 개념)

다시 말해 코스메틱 주사 요법이라는 명칭을 사용하려면 위의 세 가지 원칙을 지켜야 하고, 이 정의를 소비자들이 이해하고 받아들이면 그것은 일반화될 수 있다. 하지만 고객이 원하지 않는다면 사장될 수밖에 없다. 10년간 클리닉을 유지하면서 이런 필자의 주장에 모든 고객이 순응하며 당연하다고 생각했다. 하루에 많은 환자를 진료

하지는 못하지만, 의사로서 소신껏 자신의 기술과 실력에 따른 결과에 따른 적정 가격을 매겼을 때 대부분 고객들은 당연하다고 생각한다. 따라서 시술자(의사)들도 소비자들의 기대에 부응해 자신의 부가 가치를 높일 수 있도록 더 많은 노력과 연구, 경험을 축적한다면 소비자와 시술자(의사) 모두에게 도움이 될 수 있을 것이다.

물론 각 클리닉 특성상 의사의 직접 시술이 어려울 수 있다. 고로 직접 상담하고 직접 배합하고 직접 시술하는 것만 코스메틱 주사 요법으로 칭하는 것이 좋은 방법이라 생각된다.

Off label 시술

피부 미용이나 비만, 그 외 노화 방지에 쓰이는 많은 주사 요법이 Off label 시술에 해당한다. 즉, 아직 구체적인 효과는 입증되지 않았으나 의사의 경험상 효과적이라고 판단될 때 적응증 이외에 시술할 수 있다(의료법상 합법).

우리나라 피부 미용, 비만 주사 기술 수준은 전 세계에서 인정받는 경쟁력 있는 시술이다. 하지만 논문이나 검증된 시술이 아닌 경험에서 발전된 시술들이 많다. 이런 것들이 Off label 시술이다. 대표적인 시술들이 비만에서 쓰이는 지방 분해 주사, 카복시, HPL, PPC, LLD, 지방 용해 주사 등이다. 이들 시술은 아직 효과가 학문적으로 정확히 입증되지 않았으나 의사의 재량으로 시술이 가능하다. 피부 미용에서는 물광 주사, 자가혈 주사, 얼굴 축소 주사, 윤곽 주사, 미백 주사, 탄력 주사 등이 있다. 병원마다 시술 방법이 다르고, 주사 요법에 있어서 중요한 약물 배합 방법이 다르므로 같은 약을 가지고도 배합이나 경험 및 숙련도에 따라 결과가 다를 수 있다.

즉, 같은 재료로 된장찌개를 끓여도 1년 경험의 맛과 10년 경험의 맛이 다른 것과 같다고 보면 될 것이고, 타고난 재능도 결과에 영향을 미칠 수 있다(경험도 중요하지만, 타고난 기술도 영향을 미친다. 주사 기술! 약물 배합 기술! 창의적 기술! 등).

대부분 이런 주사 요법들은 비보험(비급여) 대상으로 보험 적용이 안 되고 100% 고객이 부담해야 한다. 그리고 이런 주사 요법들에 대한 구체적인 정의나 개념이 없었다. 그래서 필자는 15년의 학문적 논리와 경험을 바탕으로 비만, 피부 등에서 쓰이는 주사 요법과 미용에 관련한 주사 요법을 통틀어 코스메틱 주사 요법이라는 명칭을 붙였다. 코스메틱 주사 요법이란 단순히 주사 요법에 대한 기술뿐 아니라 시술자가 지녀야 할 기본 정신도 중시한다.

코스메틱 주사 요법이란 명칭을 붙이려면 (1)시술 전 의사가 직접 상담, (2)의사가 직접 약물 배합, (3)의사가 직접 주사라는 시술 3대 원칙을 지켜야 한다.

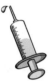

코스메틱 주사 요법의 기본 정신

피부 미용, 비만 외 기타 미용 치료에 사용하는 모든 코스메틱 주사 요법은 의사가 직접 상담하고 의사만이 의사의 손맛에 의해 의사의 기술로서 시술하는 것이다.

코스메틱 주사 요법의 기본 원칙

첫째, 시술 전 의사가 직접 설명한다.

　　－ 시술 결과 및 효과, 불편함, 지금까지 의사의 모든 임상 경험을 솔직하게 설명

둘째, 시술 시 의사가 직접 약물을 배합한다.

셋째, 시술 시 의사가 직접 주사한다.

① **첫째** – 시술 의사가 시술 전 직접 환자(고객)에게 설명해 주고 상담해 줘야 한다.

10년 전, 미국의 코스메틱 강좌 연수에서 제일 처음 설명하면서 강조한 부분이 우리에게는 낯선 Aesthetic psychology(미용 심리 상담)이었다. 자신의 기술과 노하우 및 결과에 대해 정확히 설명하고 그것을 기초로 시술해야만 고객과 관계 형성이 잘 되고 좋은 관계로 꾸준히 연결될 수 있다는 것이다.

우리나라 현실에서 의사가 직접 설명, 상담하기란 쉬운 일이 아니다. 하지만 필자는 의사가 직접 상담하고 시술하는 시스템을 배웠고, 10년째 클리닉을 운영하며 적용하고 있다.

가장 좋은 점은 고객의 컴플레인(불평)이 최소화되어 스트레스받을 일이 거의 없다는 것이다. 시술 전 솔직한 결과와 경험 및 불편함에 대해 자세히 설명 함으로써 고객과의 신뢰관계가 긍정적 방향으로 유지되고 사소한 오해가 발생하지 않는다.

많은 고객을 보기보다는 적더라도 제대로 한 분 한 분 진료하는 게 코스메틱 주사 요법의 핵심이다.

의사가 직접 상담과 시술을 하기 위해서는 시술에 대한 적절한 치료비가 책정돼야 한다. 의사 자신의 시술에 적절한 값어치를 높이려면 그만큼 결과에 만족도가 있어야 한다. 따라서 충분한 임상 경험과 연구, 노력 및 공부가 필요한 것이다. 잘 알지 못하고 자신도 없는 상태에서 시술한다면 당연히 치료비 대비 효과가 떨어질 것이다. 즉, 적절한 치료비를 받기 위해서는 끊임없이 노력·연구하는 자세가 필요하며 어느 정도 실습 기간이 필요하다. 필자 역시 주사 기술 감각만 익히는 데도 몇 년은 걸렸던 경험이 떠오른다.

② **둘째 & 셋째** – 의사가 충분한 임상 경험과 전문적 지식을 가지고 직접 약물을 배합하고 직접 주사를 시술한다.

'코스메틱 주사 요법'은 저자가 붙인 명칭이다. 피부 미용과 국소 지방 감소에 관련된 다양한 주사 요법은 물론이고, 물광 주사, 지방 용해 주사, 얼굴 축소 주사, 미백 주사 등을 비롯해 피부 진피에 작용하는 녹는 실도 넓은 의미로서는 코스메틱 주사 요법에 해당할 수 있다.

이들 대부분은 주로 개인 병원에서 의사 개개인의 경험에 의존하기 때문에 대단위 연구가 되지 않아 검증된 논문이나 저널 등은 거의 없는 상태이다. 따라서 정해진 치료 매뉴얼이나 기법이 없고 여러 방법들이 난립하고 있다. 그리고 가장 큰 문제점은 이런 주사를 간호조무사들이 놓고 의사는 지시만 내리므로 환자가 의사의 손맛이나 손기술을 직접 경험할 수 없다는 것이다. ("숙달된 간호조무사가 있으면 되지 않을까?"라고 생각할 수 있지만, 전문적인 이론적 지식을 쌓은 의사가 주사하는 것과 전문적 이론과 지식이 부족한 간호조무사가 주사하는 것은 필자의 경험상 상당히 큰 차이가 있다.)

15년간의 경험으로 전문 의료인의 전문적인 이론과 지식을 가진 숙련된 주사 기술이 가장 중요하다는 게 코스메틱 주사 요법의 핵심이다. 하지만 저렴한 시술 비용을 책정하다 보면 의사가 직접 주사 시술을 하기에 현실적으로 어려운 점도 있다. 따라서 각각의 클리닉 상황에 맞게 (1)의사가 직접 고객 상담, (2)의사가 직접 약물 배합, (3)의사가 직접 주사를 할 수 있는 시술에만 코스메틱 주사 요법 명칭을 붙이는 것도 하나의 방법이다.

의사가 직접 주사를 시술해야 하는 가장 큰 이유는 효과 및 결과에 주사의 깊이가

굉장히 중요하기 때문이다. (이후 메조세라피에서 설명)

표피에 주사가 들어가는 느낌! 진피에 주사가 들어가는 느낌! 진피 하층에 주사가 들어가는 느낌! 피하 층에 주사가 들어가는 느낌! 얼굴 스마스(superficial musculo aponeurotic system, SMAS) 층에 주사가 들어가는 느낌! 전부 다 다르다. 특히 얼굴 스마스 층에 주사하는 것은 리프팅 효과가 탁월하지만, 주삿바늘로 스마스 층을 느끼려면 많은 경험과 실력이 있어야 한다.

그리고 적절한 깊이에 주사를 놓는다고 해도 각 체형 및 분류에 맞게 약물 배합을 해야 하는데 이것도 상당한 오랜 기간 데이터를 축적해야만 가능한 일이다.

또 중요한 점은 주사할 때 체위이다. 주사 부위나 깊이에 따라 체위를 달리하는 것은 굉장히 중요하다. 예를 들어 복부를 주사할 때 지방층과 진피층에 골고루 주사하기 위해서는 지방층이 잘 노출될 수 있는 체위의 주사 기법이 필요하며 진피층에 약물이 퍼질 수 있게 하는 체위가 필요하다. 이런 데이터는 최소 5년 이상의 임상 경험이 있지 않고서는 습득하기 어렵다고 생각한다.

필자는 어떤 주사 요법이든지 열 명 중 아홉 명은 만족하게 할 수 있는 자신감이 있다. 그 이유는 15년간 어렵더라도 직접 배합하고 직접 주사하고 체위를 변경해 가며 수많은 데이터를 축적했고, 11가지로 분류한 효과적인 배합을 찾았기 때문이다.

"그럼 그 데이터를 공유하면 되지 않을까?"라는 의문을 제기할 수도 있다. 여기서 필자의 대답은 "밥상은 차려 줄 수 있지만, 밥은 스스로 떠먹어야 한다."는 것이다. 직접 경험해 보고 노력해 보지 않고서는 절대로 그 답을 알 수 없기 때문이다.

주사 요법의 가장 큰 단점은 주사에 대한 고객의 거부감(바늘 공포)이다. 주사라고 하면 누구나 두려워하고 꺼리게 된다. 하지만 숙련되고 경험 있는 시술자라면 통증이 거의 없게 하면서도 시술 효과를 극대화할 수 있는 요령(노하우)을 터득하게 된다.

코스메틱 주사 요법의 자신감

어느 지역에 여행을 가서 멋진 풍경을 보고 음식점에 들어갔는데 음식이 기대 이하거나 맛이 별로였다면 그 지역에 다시는 가지 않는다. 그래서 잘못된 음식점 하나 때문에 그 지역 전체 관광이 영향을 받게 된다. 병원 진료도 마찬가지이다. 예를 들어 지방 용해 주사 시술을 받은 고객이 기대 이하의 결과를 얻었다면, 대부분은 전체 지방 용해 주사에 대해 부정적 시각을 갖게 될 수밖에 없다.

　의사는 확실히 자신 있는 시술만을 해야 한다. 그러므로 자신이 부족하다고 생각한다면 여기저기 다니며 배우고 익히고 몇 년간 실력을 쌓은 뒤 고객에게 자신 있는 의술을 펼쳐야 한다. 가장 기본적이고 중요한 것이지만, 시술자(의사)들이 잠깐 잊고 있는 부분이기도 하다. 필자도 15년간의 피부 미용, 비만 치료 경험상 자신 있는 시술만이 고객에게 호소력이 있었고, 다시 찾게 하는 주요인이었던 것 같다. 그래서 지금은 여덟 가지에서 열 가지 정도의 자신 있는 시술 위주로만 진료하고 있다.

자신 있게 추천하기

상담할 때 정확하고 진실하게 지금까지 경험을 바탕으로 시술 결과 및 불편함, 만족도 등을 고객에게 알려줘야 한다. 예를 들어 지금까지 몇 명 정도 시술받았는데 몇 퍼센트 정도의 만족도가 있었는지 알려주는 것이 기본이다. 또 지금까지 시술받은 사람들이 말한 불편함은 무엇이었는지, 혹시라도 아주 심한 부작용이 한 명이라도 있었는지, 극히 드문 불편함이나 부작용이 무엇인지 등을 고객에게 알려줘야 한다.

　이렇게 솔직히 상담하는 것이 왜 중요한가? 이것은 고객뿐 아니라 시술자(의사) 자신을 위하는 길이다. 왜냐하면, 좀 더 자신 있고 확실한 시술을 선보이기 위해서 끊임없이 노력하고 공부할 수 있는 계기가 되기 때문이다. 그리고 의사는 가장 자신 있는 것만 추천하기 때문에 그 어떤 시술을 받더라도 그곳에 가면 대부분 만족도가 좋다는 평가를 받게 되고 자연히 클리닉의 인지도나 긍정적 평가가 높아지게 된다.

　필자가 고객들에게 자신 있게 권하는 코스메틱 주사 요법 기준은 다음과 같다.

첫째, 최소한 열 명 중 아홉 명 이상이 만족할 것

나머지 한 명도 효과는 있으나 결과가 자신이 원했던 것보다 부족한 경우이고, 정말로 효과가 없는 경우는 드문 경우

둘째, 10년 임상 경험상 중대한 부작용이 없을 것

짧게는 1~2주, 길게는 3~4주 정도의 멍울, 멍, 붓기, 통증 등의 불편함은 있을 수 있지만, 그 외 심각한 부작용은 없는 시술

셋째, 시술 대비 가격이 저렴할 것

아무리 좋은 시술이라도 가격이 부담된다면 의미가 없으므로 고객 입장에서 부담 없고, 그 정도면 충분한 대가를 지급할 가치가 있다고 생각되는 시술

넷째, 의사가 직접 시술 전 설명과 상담을 해 줄 것

자신이 시술할 방법, 불편함 등을 직접 설명해주는 것은 고객과의 신뢰 형성에 아주 중요함. 지금까지 한자리에서 10년째 꾸준히 유지해 올 수 있었던 이유는 고객에게 의사가 직접 설명해 오해의 소지를 없애고 불평불만을 최소화했던 것이 중요함.

다섯째, 의사가 직접 약물 배합 및 주사할 것

같은 음식이라도 배합 방법이나 조리 방법에 따라 맛의 차이가 천차만별인 것처럼 같

은 약물도 개인의 특성에 따른 배합 방법이나 체질에 따른 주사 방법이 효과 및 결과
에 많은 영향을 미침. 그래서 주사의 손맛은 의사가 직접 주사함으로써 익혀 나가는
경험이다.

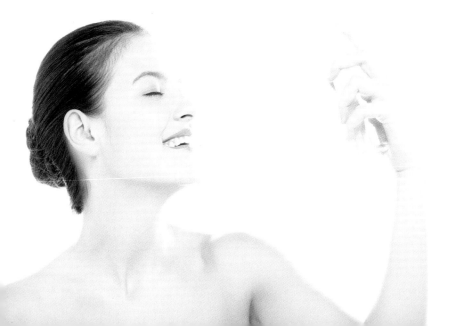

코 스
주 사

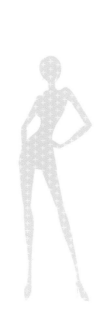

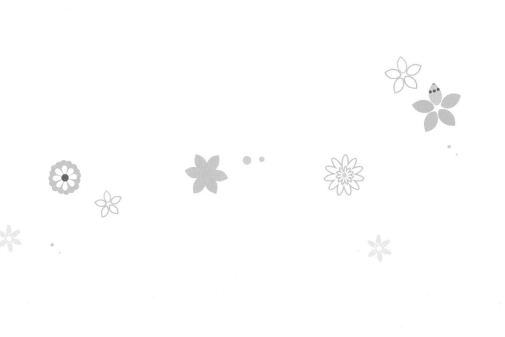

chapter 2

메조세라피

메조세라피의 작용 기전

1. 직접적인 약물의 작용(Dr. Pistor)
2. 국소 혹은 국부적으로 투여된 약물
은 미세 순환 전체를 자극하여 효과를
더 증강시킨다.(Dr. Bicheron)

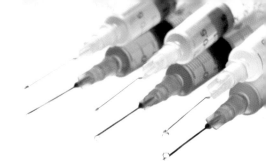

메조세라피

코스메틱 주사 요법의 기본은 메조세라피이다. 메조세라피는 기존의 주사 기법을 한 층 더 수준 높은 주사 기법으로 발전시킨 섬세한 학문이다. 그래서 메조세라피를 코스메틱 주사 요법 주사 기술의 핵심이라고 할 수 있다.

고객들이 내원하여 "여기는 메조세라피 주사 얼마인가요?"라고 문의할 때가 많다. 흔히 메조세라피를 비만에서 쓰이는 주사 요법으로 알고 있기 때문에 지방 분해 주사와 같은 개념으로 알고 있기 때문이다. 하지만 피부 미용, 비만, 탈모 등 주사 요법 대부분이 메조세라피 주사 방법을 쓰고 있다. 따라서 "지방 분해 주사를 할 때 메조세라피 방식으로 주사하면 가격이 어떻게 되나요?"가 정확한 질문이다.

메조세라피란?

메조세라피는 1952년 프랑스의 Pistor 박사가 창안한 주사 요법으로, 피부의 진피 (Dermis) 층에 약물을 주입하여 국소 또는 국부적인 효과를 위한 치료 방법이다. 유

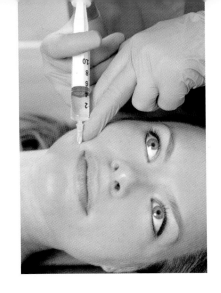

럽, 특히 프랑스에서는 미용 비만뿐 아니라 통증 치료나 재활 등 다양한 방면으로 시술되고 있다.

Cross-Section of Skin

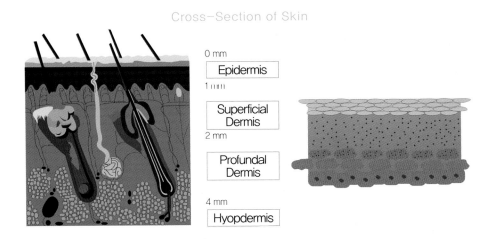

0 mm

Epidermis

1 ㎜

Superficial
Dermis

2 mm

Profundal
Dermis

4 mm

Hyopdermis

메조세라피의 개관(약동학)

방사성 동위 원소를 1.5~2㎜의 진피(dermis)층에 주사했을 때 일반적인 정맥 주사 시 사용되는 주사 용량의 10~20%만 사용해도 국소적으로 적절히 분포되는 것을 관찰할 수 있었다. 즉, 진피층보다 더 깊게 주사하면 약물이 전신으로 빨리 퍼져 국소적 효과가 떨어지고 진피층보다 얕게 주입하면 약물이 국소에 효과적으로 주입되지 못하기 때문에, 진피층에 주사했을 때 국소 주사 약물 반응이 최대 효과를 나타낼 수 있다.

메조세라피의 작용 기전

메조세라피의 작용 기전은 크게 두 가지로
나뉜다.

1. 직접적인 약물의 작용(Dr. Pistor)
2. 국소 혹은 국부적으로 투여된 약물은
   미세 순환 전체를 자극하여 효과를 더
   증강시킨다.(Dr. Bicheron)

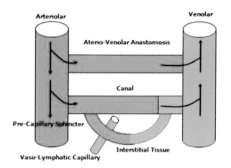

Functional Micro - Vascular Unit

Dalloz-Bourguignon의 메조테라피 정의 : 진피 층의 MCU, NCU, ICU를 자극
하여 치료 효과를 극대화한다.

진피 층의 세 가지 기능 단위

MCU(Microcirculatory competence unit) : 동맥-정맥-림프 모세 혈관, 피부의 혈
                                        관 수용체

NCU(Neurovegetative competence unit) : 자율 신경. 감각 신경

ICU(Immune competence unit) : 여러 면역 세포들의 면역 기능 계통

위의 세 가지 Unit는 세포외 기질(extracellular matrix)의 FCU(Fundamental
Competence Unit, 콜라겐 엘라스틴, 히알루론산, 파이버 등이 교차, 층상 배열된 결합 조직)
존재 하에서만 기능을 발휘한다. 즉, FCU를 바탕으로 MCU, NCU, ICU가 자극을
받음으로써 국소적인 약물 반응이 극대화되고 효과를 나타낼 수 있다.

예) 물광 주사는 노화에 의해 점차 소실되는 진피 층 핵심 인자인 히알루론산을 진
   피에 직접 투여해 줌으로써 FCU의 기능을 최대화하고 다른 세 가지 Unit가 적

절히 작용할 수 있게 해 준다.

메조 인터페이스 (meso interface)

INTERFACE MESO - KAPLAN

1 cc injecté	Nombre de Points	Volume des Points	Inter méso en cm^2
	3	0.33	2.3
Injection P.P.P.	5	0.20	4.8
	10	0.10	10.00
	100	0.01	22.4
Nappage	150	0.006	25.7
	200	0.005	28.2

▲ 약물 방울 단위 용량당 접촉하는 전체 표면적

동일한 주사 용량을 나누어 주사할수록, 즉 주삿바늘로 자극하는 횟수가 많을수록 접촉 표면적이 증가하고 효과가 극대화된다.

상기 표는 같은 양의 주사 약물로 여러 지점을 여러 번 자극했을 때가 적게 자극했을 때보다 작용하는 표면적이 훨씬 크다는 것을 보여준다. 같은 양이라도 여러 번에 걸쳐 여러 부위를 골고루 자극했을 때 좀 더 효과적이라는 것이다.

예) HPL보다는 지방 용해 주사가 좀 더 효과적인 이유

HPL은 한 곳의 피하 지방층에 많은 용액을 주입하는 방식으로 피하 지방층을 직접 파괴하는 효과가 있다. 하지만 진피층을 여러 번 자극하는 약물 주입 요법인 지방 용해 주사보다 효과가 덜하다는 것이 관찰됐다. 따라서 필자의 클리닉에서는 HPL은 거의 시술하지 않는다. (필자의 개인적인 경험으로 절대적으로 옳지는 않다.)

약물 선택의 원칙

수용성이어야 한다. (당연히 제약 회사 제품으로서 식약청으로부터 정식으로 허가 받은 약품만을 사용해야 한다.)

등장성이어야 한다.

피하 조직이나 피내 조직에 부작용을 일으키지 않아야 한다.

주입된 약물은 조직에 잘 스며들어야 한다.

알레르기 혹은 감각 과민성에 의한 부작용이 없어야 한다.

지성 용제를 사용하지 않는다.

모든 종류의 부적합을 피한다.

길항 작용을 고려한다.

생리학적 시너지 효과를 이용한다.

최소한 그 효능이 경험적으로 증명되거나 알려진 약물을 사용해야 한다.

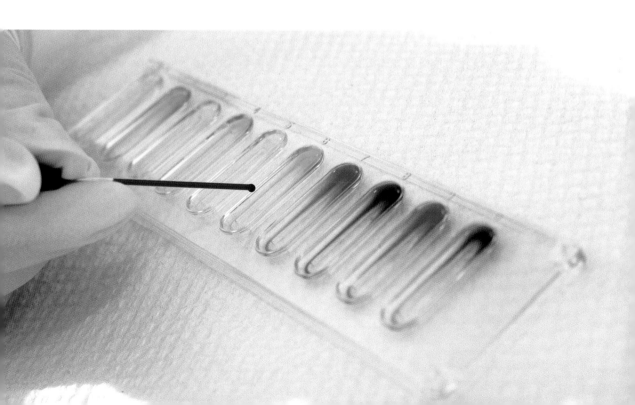

chapter 3

지방 용해 주사
(지방 파괴 주사)

지방 용해(파괴)에 관여하는 호르몬
뇌하수체, 갑상선, 난소, 고환, 췌장 등
의 장기에서 배출된 아드레날린, 글루카
곤, 인슐린 등이 지방 용해 및 파괴에 관
여한다.

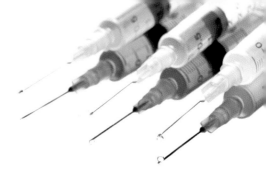

약물의 지방 용해(파괴) 기전

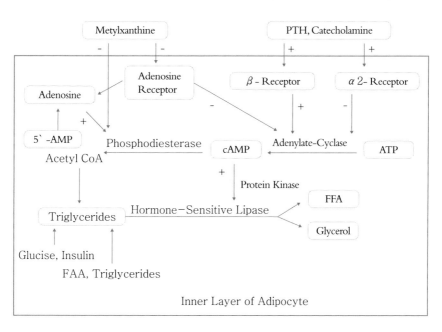

Mechanical Stimulation & Inhibition of Liposis in Intraadipocyte

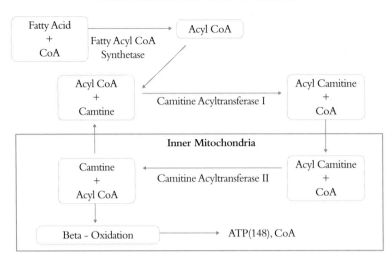

지방 용해 주사에서 약물의 지방 용해(파괴) 기전을 이해하는 것은 아주 중요하다. 효과적인 지방 용해를 위해서는 약물 배합 시 서로 다른 경로로 약물들을 배합시켜야 한다. 예를 들어 냉동된 소고기를 자를 때 한 방향으로만 자르게 되면 힘이 들고 잘 썰어지지도 않는다. 하지만 다양한 각도에서 자르게 되면 더 쉽게 자를 수 있다.

지방 세포는 인류가 진화하면서 형성해 놓은 생존을 위한 마지막 에너지 저장고이기 때문에 최후의 악조건에서도 끝까지 살아남는 생존율을 보인다. 곰이 몇 달간 동면할 수 있는 것은 체내 지방에 충분한 양의 에너지가 저장되어 있어 몇 달 동안 먹지 않아도 살 수가 있기 때문이다. 인간도 며칠간 굶어 최소한 생체를 움직이는 에너지가 외부에서 공급되지 않을 때 비상 저장소에서 지방을 연소시키면서 사용할 수 있다.

요즘처럼 풍요로운 먹거리를 즐겨볼 수 있는 기회가 과거 인류에게는 없었다. 그래서 지방은 인류 생존에 있어 가장 중요한 역할(먹을거리가 없을 때 며칠간 비상 연료 저장소로 역할)을 해 왔다. 그래서 지방은 극한의 위기 상황에도 살아남을 수 있도록 진화되어 왔다. 그러다 보니 최근의 과다한 칼로리 섭취로 인한 과다 지방(과다 체중)에 아직 인류는 적응하지 못하고 있다. 지방이 과했을 때 생기는 문제들, 즉 심혈관 질환, 당뇨 등의 성인병과 뇌졸중, 근골격계 이상 등이 발생하면서 과거 생명의 은인이 지금은 천덕꾸러기로 전락하게 된 것이다.

이와 같은 과정이 있었기 때문에 지방을 용해하거나 파괴하기란 쉬운 게 아니다. 지방 흡입을 해서 빼도 이전 식이 습관이 그대로 유지되면 6개월에서 1년 이내 그 부위에 다시 지방이 쌓이게 된다.

주사 약물로써 지방을 용해(파괴)할 때는 다양한 경로를 통해 여러 측면에서 동시다발적으로 주사 약물이 작용하도록 배합을 해야 한다. 따라서 지방 용해 메커니즘과 경로를 잘 알고 학문적으로 많은 연구와 약물의 약동학 및 생리학 등의 전문적 지식이 필요하다.

그리고 숙련된 약물 배합의 경험과 적절한 약물 배합이 최상의 효과를 나타낼 수 있는 적당한 깊이의 주사 약물 주입이 중요하다. 따라서 의사의 약물 배합과 직접 시술이 꼭 필요하다.

지방 용해(파괴)에 관여하는 호르몬

뇌하수체, 갑상선, 난소, 고환, 췌장 등의 장기에서 배출된 아드레날린, 글루카곤, 인슐린 등이 지방 용해 및 파괴에 관여한다.

아드레날린성 수용체(Adrenergic Receptor)를 통해 지방 세포에 직접 작용하는데 α-Adrenergic Receptor는 지방 저장 및 상태를 유지하고 β-Adrenergic Receptor는 지방 분해를 유발한다.

지방 세포는 거의 α, β Adrenergic Receptor를 포함하나, 아래 표와 같이 신체 특정 부위에 따라 Receptor의 수가 다르다.

Depositive Adiposis	α_2-Adrenergic Receptor	β-Adrenergic Receptor
Omental	260	300
Abdominal	490	230
Femoral	600	160

따라서 부위별로 지방 용해 배합 방법이 조금씩 다르고 배합 비율도 차이가 있다. 이런 세분화된 배합 기술은 몇 년 이상의 경험을 통해 습득되는 것이며 해외에서는 이미 이런 배합 매뉴얼을 많이 공유하고 있다.

예를 들어 복부에서도 상복부외 하복부는 지방 파괴 기전이나 효과기 다르기 때문에 배합 방법이 다르다. 또한, 이후에 다룰 체위에 따른 주사 기술에 있어서도 차이가 있다.

비만 주사 종류

HPL, 카복시, 지방 분해 주사, PPC, LLD에서 사용하는 약물은 지방 분해를 위해 나온 제제는 아니다. 다시 말해 Off label(적응증이외 경험으로 사용)인데 이는 의사의 책임하에 자신의 소신과 경험에 따라 주사할 수 있다. 불법이 아닌 합법적인 의료시술이다. 예를 들어 아미노필린이 비만 치료제로 가장 많이 쓰이는 것 중의 하나인데, 아미노필린은 천식 치료제이다.

위에서 언급했듯이 비만 치료를 위한 주사 기법 역시 다양하다. 지방 분해 주사, 카복시, 지방 용해 주사, HPL ,PPC, LLD 등은 종류마다 약물이 다르고 배합 방법이 다르며 주사 기법이 다르다.

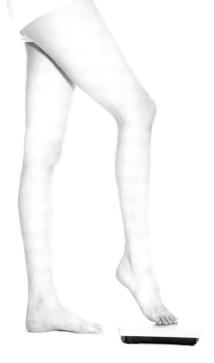

필자의 클리닉에서는 혼란스럽고 다양한 비만 주사 종류를 "지방 용해 주사(지방 파괴 주사)" 한 가지로 요약하였다. "지방용해주사"는 다시 무슨 약물이 들어 있느냐에 따라 매주 주사하는 것과 한 달에 한 번 주사하는 것으로 나뉜다.

보통은 매주 주사하는 것보다 한 달에 한 번 주사하는 "지방용해주사"를 선호한다. 매주 방문하기가 그렇게 쉽지 않고 한 달에 한번 주사하는 지방 용해 주사가 매주 주사하는 지방 용해 주사보다 훨씬 저렴하기 때문이다. (한 달에 한 번 맞는 "지방용해주사"는 매주 맞는 "지방용해주사" 10~20회 정도 맞은 것과 같은 효과를 나타냄)

하지만 매주 맞는 "지방 용해 주사"는 식이 수첩 등을 클리닉 방문 시마다 체크하면서 생활 습관 개선을 유도할 수 있다. 그래서 20대 초반의 젊은 여성인 경우 1, 2년 정도 충분한 시간을 두고 체중 감량을 할 계획이라면 매주 맞는 지방 용해 주사를 추천한다.

한 달에 한번 맞는 지방용해주사는 동기부여 차원에서 효과적이다. 즉 다이어트를 하고 운동을 해도 개개인의 특성에 따라 잘 안 빠지는 부위가 있다. 그렇게 되면 도중에 다이어트나 운동을 포기 하게 되는데 이때 지방용해주사를 맞으면 그 부위가 줄어들게 되고 동기부여가 되어 열심히 다이어트나 운동을 할 수 있게 만든다. 물론 다른 부위에 비해 유난히 비대한 특정 신체 부위(예를 들어 허벅지, 팔뚝, 옆구리 등등)가 콤플렉스인 경우도 효과적이다.

필자는 이렇게 간단하게 요약하여 종류를 나눴지만, 각 클리닉에 맞게 종류를 나누는 것도 괜찮다고 생각한다.

비만의 기본적인 이해

① 식이 수첩 작성

식이 수첩 작성은 다이어트에 효과적이며 효율적인 방법이다. 특히 20대 여성의 경우 다이어트 수첩 작성을 권장한다. 다이어트 수첩 작성을 통해 인지 행동 습관 교정이 중요하기 때문이다.

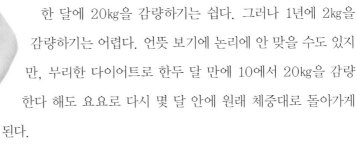

한 달에 20kg을 감량하기는 쉽다. 그러나 1년에 2kg을 감량하기는 어렵다. 언뜻 보기에 논리에 안 맞을 수도 있지만, 부리한 다이어트로 한두 달 만에 10에서 20kg을 감량한다 해도 요요로 다시 몇 달 안에 원래 체중대로 돌아가게 된다.

다이어트는 단기간의 효과보다는 장기간 자신의 몸무게를 일정 수준으로 유지해야 성공했다고 평가할 수 있다.

대체로 1년에 5kg 감량도 굉장히 힘들다. 우선 다이어트를 위해서는 자신이 지킬 수 있는 식단을 짜고 운동을 선택해 1년 이상 유지할 수 있도록 실천 가능한 계획을 세워야 한다. 그러기 위해서는 다이어트 수첩 등을 작성하며 자신의 행동 수정을 유도하는 것이 좋은 방법이다.

② 식욕 억제제 처방

필자는 식욕 억제제 처방을 권장하지 않는다. "식욕 억제제는 내성이 있다." 처음에는

코 스
주 사

한 알로도 효과가 있지만, 나중에는 두세 알로도 효과가 없어지는 등 내성이 생긴다. 다시 말해 처음에는 식욕 억제 효과가 강하지만, 먹으면 먹을수록 내성이 생겨 더 이상 식욕 억제 효과가 처음만큼 나타나지는 않는다. 너무 약을 거부하는 것도 좋은 방법은 아니지만, 최소 기간 최소량 처방이 적절하다고 본다.

필자의 식욕 억제제 처방 가이드라인이다.

1. BMI25 이하는 처방을 권장하지 않는다.

2. 처방하는 경우 복합 처방을 하지 않는다. 단일 제제 처방을 원칙으로 하며 자신이 무슨 약을 먹는지 정확히 알도록 상품명까지 알려준다.

3. 처음 내원 시에는 처방해 주지 않는다. 최소 서너 번 방문 이후 식이 습관이나 행동 양상 등 여러 양상을 살펴본 후 본인에게 알맞은 약을 대부분 한 가지만 처방한다.

4. 단일 제제 최소 용량 처방을 원칙으로 한다. (기타 변비약, 이뇨제, 소화제, 보조제 등은 같이 처방하지 않는다.)

③ 비만의 다양한 원인

비만은 이제 '질병'으로 인식되고 있다. 또 다양한 성인병(당뇨, 고혈압, 뇌혈관 질환, 심장병 등)의 원인이 되며 사회적으로도 이슈가 되고 있다.

이러한 비만의 원인은 다양하다. '운동 안 하고 많이 먹기 때문에 살이 찐다'는 상식적인 생각은 누구나 할 수 있다. 그러나 우리가 생각하고 있지만, 인지하지 못하는 상당 부분이 비만의 다양한 원인이 될 수 있다.

무엇보다도 식이 습관이 중요하며 가장 흔한 예는 칼로리의 함정이다. 포만감은 같지만, 음식의 종류에 따라 칼로리는 몇 배 이상이 된다. (예: 잡곡밥과 피자)

④ 폭식증

야식증과 폭식증은 건강에도 안 좋고 다이어트에도 물론 안 좋다. 평소에 다이어트를 잘해도 한두 번 폭식으로 몇 달간의 다이어트가 무너질 수 있다. 폭식에도 여러 원인이 있지만, 대부분 감정의 기복과 연관이 깊다. 또한, 스트레스도 폭식의 중요 원인 중 하나이다. 이처럼 정서적인 문제(우울, 불면, 불안, 스트레스 등)가 연관되었을 수 있으므로 가능한 모든 원인을 파악해 보아야 한다.

병적 폭식이 있어도 심각하게 생각하지 않고 대수롭지 않게 넘기는 경우도 있다. 심지어 숨이 차오를 때까지 음식을 섭취하고 구토하는 행동을 반복하면서도 큰 문제로 생각하지 않는다. 필자는 10년간 비만을 진료해 오면서 많은 폭식증을 치료해 왔다. 하지만 대부분 자신의 문제를 간단히 여기고 적절한 치료시기를 놓쳐서 다른 우울증, 불안증 등의 신경 질환이 병발하는 경우를 많이 보았나. 폭식증은 전문가의 진단에 따라서 몇 달간 꾸준히 치료하는 것이 중요하다.

⑤ 안 먹는데 살이 쪄요?

필자의 클리닉에 내원한 분들이 가장 많이 물어보는 것 중 하나이다.

"전 거의 안 먹는데 살이 쪄요! 왜 그럴까요?"

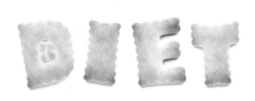

물론 특이 체질로 안 먹는데 찌는 경우도 있지만, 드문 경우이다. 식이 수첩을 작성하여 분석해 보면 대부분 잘못된 식이 습관이나 행동 등이 연관되어 있다. '질량 보존의 법칙'을 적용해 보면 이해하기 쉬울 것이다. 들어가지 않는데 체중이 늘어나는 경우는 없다.

사람들은 거부하고 싶은 행동(폭식, 과식)이나 인식을 잊고 망각하고 싶은 무의식 때문에 "내가 그렇게 많이 먹지는 않았다"는 자기 암시를 주게 된다. 이럴 때 식이 수첩을 작성하여 몇 주간의 식이 패턴을 분석하지 않고 단기간의 기억으로 식이 습관을 유추해 본다면 대부분 평균적인 식이 습관을 지니고 있다고 오판하게 된다.

⑥ 수면의 중요성

규칙적인 수면은 다이어트를 하는 데 중요한 역할을 한다. 수면이 불규칙해지면 식이 패턴이 불규칙해진다. 즉, 폭식이나 과식이 늘어난다.

아이러니하게도 일부 식욕 억제제가 수면을 방해한다. 수면 부족이 초기에는 체중 감량에 효과가 있는 듯하지만, 시간이 지날수록 식이 패턴이 불안해지고 정서적으로 기복이 심해지므로 체중이 다시 늘어나게 된다.

필자는 수면에 지장을 초래할 정도의 식욕 억제제 처방은 추천하지 않는다. 수면이 불규칙하거나 부족한 경우라면 그것이 비만의 원인이 될 수 있으며 그럴 경우 수면 유도제 복용이 오히려 비만 치료에 도움이 될 수 있다.

⑦ 비만 클리닉의 역할

주객이 바뀌어서는 안 된다. 다이어트는 결국 내가 하는 것이다. 식욕 억제제, 주사 요법, 지방 흡입 등 시술만을 맹신하는 것은 바람직하지 않다.

비만 클리닉의 주된 역할은 다이어트에 도움을 주는 것이다. 시술이나 식욕 억제제 는 동기 부여 차원에서 효과적이지만, 비만 클리닉 시술만으로 자신의 몸매를 날씬하 게 만들 수는 없다.

운동이나 다이어트를 해도 잘 빠지지 않는 부위가 있다. 또 개인적인 차이가 있고 결국 포기하게 만드는 원인이 될 수도 있다. 이런 경우 주사 요법 등은 효과적일 수 있 으며 내가 계속해서 운동이나 다이어트를 실천하게 하는 동기 부여 차원에서 좋다. 무 엇이든 과도한 맹신이나 환상은 바람직하지 않다.

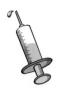 **욕심은 실패**

다이어트에는 요행이 없다.
정직한 생활 습관 변화 및 꾸준하고 변함없는 노력이 값진 결과를 만들 수 있다.

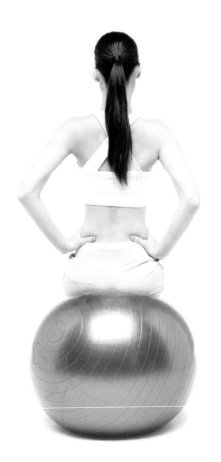

chapter 4

부위별 주사 요법

**지방용해주사보나 지방 분해효
과가 더 큰 것이 지방파괴주사**
지방 파괴 주사는 지방 용해 주사보다
강도나 불편함이 좀 더 강한 시술이
다. 그래서 처음 내원하는 고객들에게
는 시술해 주지 않는다.

부위별 주사 요법

부위에 따라 주사 위치나 주사 방법이 다르다. 좀 더 세밀하고 치밀한 효과를 위해서는 꾸준히 분석하고 연구해야 한다. 또한, 많은 임상을 통해 더 효과적인 방법이 무엇인지 끊임없이 탐구해야 한다.

10년 이상 직접 비만 주사를 시술해 오면서 그동안 경험했던 지식을 토대로 지금까지 가장 효과적인 부위별 주사 요법을 정리했다.

(아래의 방식은 전적으로 필자의 경험에 의한 것이기 때문에 다른 클리닉 의사 선생님들도 나름대로 자기의 경험을 토대로 자신만의 효과적인 방식을 찾아야 한다.)

복부

다른 부위와는 다르게 복부는 피하 지방뿐만 아니라 내장 지방도 있다. 지방의 성상도 다르다. 내장 지방은 직접 파괴할 수는 없지만, 복부 피하 지방이 줄었을 때 내장으로 저장되는 지방량이 줄어들므로 간접적으로 내장 지방까지 줄일 수 있다.

복부 주사 요법의 핵심은 지방 세포를 파괴하는 약물 배합 방법을 택하는 것이며, 피하 및 진피층에 동시에 주사하여야만 효과적이다.

복부는 멍이 많이 들어도 확실한 지방 파괴를 위한 약물 배합을 선택하고 옆으로 45도 정도 누운 상태에서 주사한다. 이러한 체위별 주사 방법은 혈행 및 림프 순환을 고려하였으며 적절한 층으로 주사하기 위한 방법이다.

얼굴 라인(얼굴) : 일명 윤곽주사 혹은 얼굴축소주사

얼굴 축소 수사는 효과가 생상이 좋다. 지금까지 시술 후 만족하지 않은 사람이 없었다. 이러한 얼굴 축소 주사는 리프팅과 지방량 축소라는 두 가지 인자를 고려해야 한다. 그리고 리프팅을 위해서는 상대적으로 고가인 히알루론산을 충분히 배합해야 한다.

얼굴 라인 지방층은 복부 지방층에 비해 상대적으로 적고 진피층도 상당히 얇다. 그러므로 감각적 주사 기법과 정확한 포인트로의 주사 시술이 중요하다. 우선 얼굴은 목침을 받친 상태에서 45도 각도로 얼굴을 돌린 후 주사한다. 이는 혈행 및 림프 순환을 최대한 늘리고 목 근육의 긴장도를 유지하기 위한 방법이다.

허벅지

허벅지의 지방 종류는 복부나 상체와 약간 다르다. 지방 흡입을 통해 직접 지방을 채취해 봐도 복부와 허벅지의 지방 성상은 상당히 다름을 알 수 있다. 또한, 지방이 축적되는 기전도 저장되는 복부와는 다르게 순환 장애로 기인하는 요인이 크게 작용한다. 따라서 허벅지 주사는 순환을 개선하는 약물 조합이 굉장히 중요하며 복부와는 다르게 정확히 진피층에 주사해야 좀 더 좋은 결과를 얻는다.

허벅지 바깥쪽은 옆으로 누운 상태에서 주사하게 된다. 반면 허벅지 안쪽은 다리를 굽힌 상태로 아래에서 위로 주사하게 된다.

팔

팔은 림프 순환을 고려해야 한다. 겨드랑이 밑의 림프 체계는 팔뿐만 아니라 유방 주위나 겨드랑이 앞·뒤쪽 지방 축적에 상당한 영향을 미친다.

림프 순환을 개선하는 약물 조합이 중요하며 팔이 처지는 경우 약간의 리프팅 효과도 있어야 한다. 주사 깊이는 주로 피하 층에 집중해야만 한다. (림프 순환 체계가 주로 피하 층에 자리 잡고 있기 때문)

팔은 외관상 멍이 많이 들면 곤란하기 때문에 지방 파괴보다는 순환에 무게를 두며 멍을 최소화해야 한다.

등

등은 가장 얇은 지방층이 자리 잡고 있는 부위이다. 표면적당 지방의 분포도가 가장 적어 흡입이나 분해 주사 효과가 다른 부위보다 좋다.

약물 배합은 직간접 지방 파괴 약물 배합을 주로 하며 진피와 피하에 적절히 약물이 투입되어야 한다. 등은 앉은 자세에서 주사한다.

종아리

종아리는 지방 축적 원인에 대한 정확한 평가가 굉장히 중요하다. 근육 원인, 지방 침착, 순환 저류 등 정확한 원인을 찾아야 치료 또한 효과를 볼 수 있다.

효과 및 결과

자신의 클리닉에서 시술하는 지방 용해 주사에 코스메틱 주사 요법이라는 명칭을 붙이려면 첫째, 시술 전에 의사가 직접 상담해야 한다. 둘째, 의사가 직접 주사해야 한다. 셋째, 의사가 직접 약물을 배합해야 한다. (당연히 의사는 충분히 지식과 경험을 겸비해야 한다.)

"다른 곳과 다르게 확실히 효과가 좋아요! 왜 그런가요?"

쓰는 약물이나 주사기는 똑같은데 왜 결과가 더 좋을까. 이해하기 쉽게 설명하자면 음식의 맛과 같다. 앞서 설명했듯이 똑같은 재료로 된장찌개를 만들어도 어떤 집은 별로고 어떤 집은 굉장히 맛이 있다.

그것은 재료를 적절하게 그 사람 입맛에 맞게 잘 배합했을 뿐 아니라 손맛을 내는 기술이 다르기 때문이다. 손맛을 내는 기술은 나이 듦에 따라 경험으로 익혀지는 것이기에 많이 만들어 보고 음식을 해 본 사람의 된장찌개가 훨씬 맛있을 것이다.

물론 타고난 손기술도 작용할 수 있다. 아무리 경험이 많다고 해도, 열심히 노력해도 안 될 수는 있다. 주사 기술도 마찬가지이다. 손맛을 결정짓는 것은 타고난 감각과 끊임없이 노력이기에 직접 주사해 보면서 익히는 자신만의 노하우가 중요하다. 따라서 경험 많고 꾸준히 결과 향상을 위해 연구하고 매진하고 노력하는 의사가 시술했을 때 좀 더 좋은 결과를 보일 수밖에 없다.

그래서 코스메틱 주사 요법의 핵심은 의사의 직접 시술 및 직접 약물 배합이다. 주사를 의사가 직접 시술하다 보면 통증은 거의 없으면서 효과는 극대화하는 요령도 알게 된다. 예를 들어 같은 주사기와 같은 바늘, 같은 약물을 가지고 1년 차와 10년 차 시술자가 시술했을 때 10년 차 시술자가 거의 안 아프게 시술하면서도 좀 더 좋은 효과를 낼 것이다.

그래서 의사가 직접 주사해야 한다.

불편함 및 안정성

의사는 시술 후 불편함이나 나타날 수 있는 여러 상황과 효과에 대해 시술 전에 솔직하고 정확하게 설명해 주어야 한다.

무엇보다도 솔직함이 중요한데, 지금까지 자신의 경험상 몇 퍼센트가 만족했으며 어느 정도 불편함을 호소했는지 정확히 이야기해 주어야 한다. 보통 90% 이상 만족도가 있는 시술만을 권장하고 만족도가 그에 미치지 못하는 것은 시술하지 않는 게 좋다. 왜냐하면, 그 이하의 만족도를 보이는 시술은 저자의 경험상 환자의 재방문율을 떨어뜨리기 때문이다. 만족도가 낮은 시술은 순간 매출에는 도움이 되나 장기적으로 볼 때 부메랑이 되어 안 좋은 결과를 낳을 수 있다.

지방 용해 주사의 불편함은 국소적인 지방 파괴 현상으로 멍, 멍울(뭉침), 주사 이후 통증 등이다. 하지만 이러한 불편함은 일시적인 것으로 일정 기간이 지나면 괜찮아진다. 수술에 비해 효과는 제한적이지만 부작용이 거의 없다는 게 가장 큰 장점이다.

이처럼 주사는 주사만큼의 제한적인 효과가 있지만, 부작용이 없다는 안정성이 있다. 제한적인 효과 때문에 시술자는 제한적인 상황에서 최대의 효과를 내기 위해 전문적인 최신 지식 습득과 꾸준한 주사 기술 습득을 위해 노력해야 한다. 그래야 제한적인 상황에서 최대의 효과를 나타낼 수 있다.

100% 만족은 불가능

모든 시술에 있어 100% 만족은 불가능하다. 특별히 처음 맞아 보신 분들이 과도한 기대치(환상) 때문에 간혹 실망하는 경우가 있다.

주사는 주사만큼의 효과가 있을 뿐 지방 흡입처럼 눈에 띄게 지방이 확 줄어들 수가 없다. 과도한 환상을 가지게 되면 그만큼 실망이 크다. 이런 부분에 대해 시술 전에 의사가 충분히 상담해 주고 고지해 주어야 한다.

그 외 시술 전 특이적인 상황에 대해 자세하게 설명해 주는데, 예를 들어 복부는 내장 지방이 있어 내장 지방까지는 바늘이 들어가지 않는다는 점을 안내해 준다. 따라서 복부와 내장 지방이 없는 팔, 다리, 등, 옆구리 등을 같이 맞았을 때 다른 부위가 훨씬 많이 빠지는 것을 느낄 수 있다. 아주 드물게 정반대 현상을 경험하시는 분들도 있다.

복부도 두 번 정도 맞으면 확실히 효과가 좋다. 그리고 같은 부위를 세 번 정도 시술 받았을 때 다시 먹고 살이 쪄도 그 부위는 안 찐다고 이야기하는 고객들도 있다.

다시 한 번 강조하지만, 의사가 직접 주사하는 것이 중요하다.

어머니가 담가 주는 김치맛과 식당 김치맛이 다른 것처럼 손맛의 감각은 음식의 맛과 시술의 결과를 결정하는 중요한 요인이 된다.

성형외과 수술은 꼭 의사가 해야 한다. 왜냐하면, 손기술이 그만큼 중요하고 그 차이가 크기 때문이다. 그러나 지방 용해 주사는 의사가 직접 주사하는 경우가 드물다. 하지만 주사 기술의 차이와 개인의 체형에 맞게 약물을 배합하여 진피와 피하에 골고루 주사하였을 때 효과가 극대화되는 것을 10여 년의 임상을 통해 확인했다.

또한, 의사가 직접 주사 효과나 주사 후 불편함 등을 자세히 설명해 주어야 한다. 자기가 시술하는 주사 요법에 대해 자기 자신만큼 잘 아는 사람은 없다. 자신이 경험한 것을 그대로 환자에게 솔직하게 설명해 주는 것이 중요하다.

열 명 중 열 명 모두 만족하게 할 수는 없다. 모든 시술에 완벽이란 없다. 즉, 100%

만족이라는 것은 거의 불가능하다. 90% 정도의 만족이라면 아주 훌륭한 시술이라고 생각한다. 그럼 나머지 10%는 어떤 경우일까? 90% 만족하고 10% 불만족이라면 그건 시술 자체의 결과보다는 개인의 과도한 환상이나 기대치 때문인 것으로 생각한다.

물론 정말 효과가 없는 경우도 있지만, 그런 경우는 거의 없는 것 같다. 다만 자기가 원하는 만큼의 효과가 안 나왔을 때 효과가 없다고 느낀 경우가 있다. 그래서 필자는 시술 전에 모든 사람에게 주사는 주사만큼의 효과가 나타난다는 것을 강조한다. 주사 한 방으로 지방 흡입과 같은 결과를 바란다면 그것은 그런 기대를 하는 사람이 어리석은 것이다.

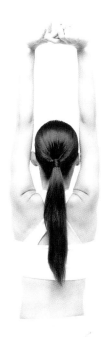

※ 지방용해주사보나 지방 분해 효과가 더 큰 것이 지방파괴주사이다.

지방 파괴 주사는 지방 용해 주사보다 강도나 불편함이 좀 더 강한 시술이다. 그래서 처음 내원하는 고객들에게는 시술해 주지 않는다. 특히 불편함 중 멍이나 뭉치는 현상이 그 부위 전체에 일어날 수도 있기 때문에 외관상으로도 불편하고 통증이 굉장히 심하다.

또한, 필자의 15년 경험상 아무리 좋은 시술이라 할지라도 단계를 거쳐서 하는 것이 현명한 선택이라는 것이다. 맨 처음 내원하여 지방 파괴주사를 원하는 고객들이 있다. 그러나 필자는 단호하게 거절한다. 욕심내지 마세요. 원칙을 지키세요.

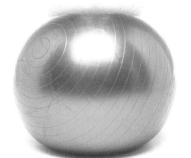

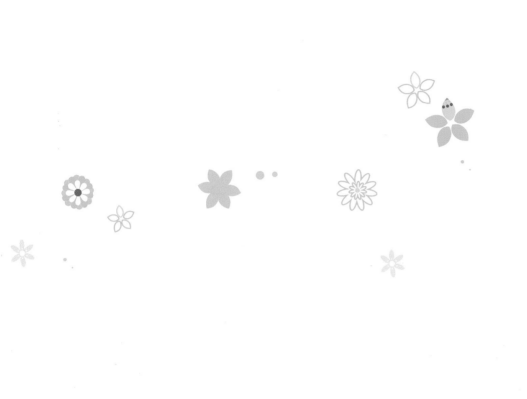

chapter 5

얼굴 축소 주사

지방량도 어느 정도 있고 근육층도 있는 경우

저작 근육 보톡스 시술과 얼굴 축소 주사 두 개를 병행하거나 먼저 얼굴 축소 주사 후 지방층이 줄어들어 근육이 더 두드러지는 한 달 후 쯤 보톡스 시술을 해야 한다.

얼굴 축소 주사

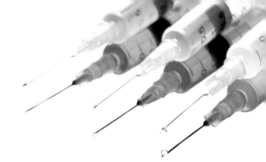

윤곽 주사, 얼굴 라인 주사, 리프팅 주사 등으로 불리기도 한다.

작용 부위

미학적으로 얼굴이 커 보이는 경우는 하악 사각 턱부위 살이 처지거나 턱 아래 살(이중턱)이 많을 때이다. 그래서 이 부위의 피하 지방층에 주사하여 지방층을 줄이는 것이 얼굴 축소 주사의 기본이다.

　얼굴 축소 주사의 약물 배합으로 광대 부위를 시술하면 효과가 없다. 대신 광대 주사라 불리는 시술이 있는데, 바로 스테로이드를 주입하는 것이다. 하지만 스테로이드를 과량 반복적으로 주입했을 때 여러 가지 부작용을 겪게 되고 또한 효과가 일시적이기 때문에 필자는 스테로이드를 과량 사용하지 않는다. 그래서 광대 부위 주사 시술은 하지 않는다. 경험적으로 봤을 때 광대 부위의 지방층이 다른 결체 조직과 연관이 있고 표정 근육이 작용하여 얼굴축소 주사의 효과가 떨어졌다.

얼굴 축소 주사의 원리는 신체 다른 부위 지방 용해 주사 원리와 같다. (지방 용해 주사 참조) 하지만 얼굴 부위는 다른 신체 부위와 다르게 하중(중력)을 받고 아래로 떨어지는 현상이 있어 지방만을 감소시켰을 때 살이 처져 보이는 현상이 있을 수 있다. 따라서 얼굴 축소 주사에는 리프팅 역할 성분이 들어가게 된다.

얼굴 축소 주사의 주성분

얼굴은 혈액 순환이 중요하다. 따라서 지방 분해(파괴) 기전보다는 혈액 순환에 초점을 맞추어 약물을 배합해야 한다. 또한, 림프 순환이 잘되도록 하여 충분히 배액이 되도록 하는 약물 조합도 중요하다. 이런 약물 배합이나 선택 요령은 몇 년간의 약물학 및 약물 역동학 공부와 끊임없는 노력과 연구 등의 경험으로 터득할 수 있다.

약물 억동이나 역학을 세내로 이해하지 못하면 효과적인 얼굴 순환이나 배액에 맞는 조합을 찾을 수 없다. 또한, 경험이 없다면 개개인의 특성에 맞는 약물 배합을 찾기가 어렵다. 얼굴 축소는 지방 분해뿐 아니라 처진 피부를 개선하는 리프팅 약물의 조합도 중요하다. 리프팅은 단순한 개념이 아니라서 복잡한 메커니즘이 작용한다.

얼굴 축소 주사의 리프팅

약물로써 얼굴 리프팅 효과를 나타내기는 굉장히 힘들고 어렵다. 얼굴은 다양한 표정근과 다양한 결체 조직들이 아주 조직적이고 유기적으로 움직이는 기관이기 때문에 얼굴의 표정근에 따른 상세한 해부학적 구조의 이해가 가장 중요하다. 또한 표정 근육이 많이 작용하는 부위, 즉 많이 움직이고 쓰이는 곳에서는 그만큼 효과가 떨어질 수밖에 없다. 따라서 광대 부위와 입가에 시술한 얼굴 축소 주사는 효과가 떨어진다.

약물은 주로 히알루론산을 베이스로 한 다양한 성분들이 쓰일 수 있는데, 약물보다 더 중요한 것이 주사 기법이다. 얼굴은 스마스 층이라는 독특한 막이 있다. 이 스마스 층을 얼마나 잘 이해하는지가 얼굴 축소 주사나 리프팅 주사의 핵심이라고 할 수 있다.

진피층과 스마스 층에 적절히 약물을 주입해야 적절한 리프팅 효과를 나타낼 수 있는데, 필자의 경험상 그 감각은 5년 이상 주사 경험이 있는 게 아니라면 느끼기 어렵다고 생각된다. 필자도 개원한 지 5년 이후에 만족도가 거의 100% 가까운 효과를 나타내게 되었다. (얼굴 축소 주사는 다른 시술과 다르게 유일하게 4~5년간 100% 만족도를 나타낸다.)

의사의 직접 약물 배합 및 직접 시술이 꼭 필요하다. 경험이 많은 시술자일수록 통증을 최소화하면서 효과를 극대화하는 노하우가 생긴다. 고로 시술자는 통증을 최소화하면서 효과를 극대화하기 위해 끊임없이 노력하고 연구해야 한다. 그래서 의사가 직접 시술해야만 한다.

병합 요법

근육 위에 지방층이 있고 지방층 위에 진피층, 진피층 위에 피부가 있다. 보톡스는 근육층에 작용하여 3~6개월의 효과를 볼 수 있다.

진피나 표피에 주사하는 메조 보톡스는 효과가 짧다. 피하 층에 주사해도 마찬가지이다.

얼굴 축소 주사는 근육 층 위의 피하 층을 줄여 주면서 리프팅의 핵심인 스마스 층을 자극하여 얼굴 외곽을 줄여 주는 기술이다. 여기서 중요한 것은 피하 층(지방층)을 줄일 수 있는 테크닉과 정확히 스마스 층을 찾아서 자극할 수 있는 주사 테크닉이다.

필자의 오랜 경험상 표피, 진피, 피하, 스마스, 근육에 주사했을 때의 느낌은 손끝의 미세한 감각에 달렸다. 최소한 5년 이상 자신이 직접 수많은 환자에게 직접 주사해 보지 않고서는 습득할 수 없는 기술이다.

한편 개개인에 따라 근육량과 그 위의 지방량이 다르다.

A : 지방량이 많고 저작 근육층이 별로 없는 경우

보톡스를 저작 근육에 주사하게 되면 지방층이 더 아래로 흘러내리는 현상이 생기고 오히려 시술 후 리프팅 효과와 반대되는 결과가 생길 수 있다. 따라서 지방층에 작용하는 얼굴 축소 주사만을 시술해야 한다.

B : 지방량은 적고 저작 근육층이 두드러진 경우

당연히 저작 근육에 보톡스만 시술해야 한다.

C : 지방량도 어느 정도 있고 근육층도 있는 경우

저작 근육 보톡스 시술과 얼굴 축소 주사 두 개를 병행하거나 먼저 얼굴 축소 주사 후 지방층이 줄어들어 근육이 더 두드러지는 한 달 후쯤 보톡스 시술을 해야 한다.

따라서 의사가 직접 환자를 상담하고 시진, 촉진으로 어떤 상태인지 파악해야만 한다.

시술 효과 및 시술 간격

얼굴 축소 주사는 학문적으로 인정된 주사 요법이 아니다. 따라서 Off label로 의사의 개인 경험에 따라 시술할 수 있다. 흔하게 윤곽 주사, 얼굴 라인 주사, 브이 라인 주사 등으로 알려져 있는데, 의사 개인의 약물 배합 요령 및 주사 기법에 따라 결과에 많은 차이를 보인다.

얼굴 축소 효과는 대략 2~3주 이후부터 나타난다. 이유는 지방층이 줄어들기 위해서는 최소 2주 이상의 기간이 필요하기 때문이다. 1주일 이내에 효과가 나타나는 경우도 있지만, 흔한 경우는 아니다. 스테로이드를 과량 주입했을 때 3~4일 이내에 줄어드는 효과를 느낄 수 있지만, 부작용이 많고 효과가 금방 사라지게 되어 반복 시술을 해야 한다.

얼굴 축소에 관해 필자에게 가장 많이 물어보는 것이 "효과가 얼마나 지속되는가?"이다. 필자의 경험상 얼굴 축소 주사는 개개인의 특성에 따라 적절히 약물 배합을 하고 숙련된 주사 기술로 경험 있는 시술자가 주사했을 때 단 1회만으로 얼굴의 지방층 감소 및 리프팅 효과를 볼 수 있다 그래서 필자도 개원 5년째 이후부터는 고객들 대부분 만족했던 것 같다.

얼굴의 지방층이 많은 경우 한 달 이후 재시술을 통해 더 줄일 수 있으며, 효과는 보통 6개월에서 1년 정도 지속된다. 필자의 경험상 지방층은 지방 흡입으로 제거해도 이전의 식이 습관이나 운동량을 변경하지 않으면 6개월 이후 다시 그 부위에 쌓인다고 본다. 또한, 얼굴 노화 현상에 따라 리프팅 효과가 6개월에서 1년 이상 유지되기는 힘들다. 왜냐하면, 중력 현상에 의해 다시 떨어지기 때문이다.

안정성

주사는 주사만큼의 효과가 있고 주사만큼의 불편함이 있다. 그래서 시술자의 숙련된 경험이 중요한 것이다. 주사의 효과는 수술보다는 제한적이다. 그만큼 상대적으로 큰 부작용은 거의 없다. 하지만 효과가 제한적이기 때문에 결과를 극대화하기 위한 노력이 필요하다.

여기서 우리 대부분 시술자(의사)들은 오류를 범하고 있다. 단순히 공개되어 있는 주사 약물 배합으로 무작정 주사하면 되지 않나 하며 방심하는 것이다. 즉, 세심한 주사 기법으로 주사했을 때 결과에 큰 영향을 미친다는 것을 경험하지 못했기 때문에 숙련된 주사 기법이나 개개인에게 맞는 약물 배합, 지속적이고 전문적인 관련 의학 지식의 습득이 얼마나 중요한지 간과하게 된다.

주사 시술은 수술에 비해 부작용이 거의 없어 스트레스는 없다. 하지만 제한된 효과 때문에 결과가 좋으려면 많은 시간과 노력이 필요하다. 그래서 3~4년의 짧은 경험으로 좋은 결과를 바란다면 그건 욕심일 수 있다. 최소한 자신이 5~7년 이상 환자를 직접 주사하고 약물 배합을 하고 꾸준히 다양한 논문과 전문 서적을 공부하며 지식을 터득했을 때 최대의 효과를 나타낼 수 있다. 이렇게 최대의 효과를 터득했을 때 주사의 최대 장점인 안정성과 더해져 고객과 의사 모두에게 유익하다.

주사 요법이 상대적으로 중대한 부작용이 없는 이유는 약물의 반감기 때문이다. 주사는 일정 기간 이상 체내에 머물러 있다가 시간이 지나면서 간이나 신장 등을 통해 배설된다. 많은 고객이 약간의 주사약이 쌓이지 않느냐는 불안감을 나타내는데, 정식으로 허가된 주사 약물을 사용했을 때는 그런 걱정은 안 해도 된다. (예외적으로 필러는 가교제에 의해 생체 내에 6개월에서 1년 이상 유지될 수 있도록 되어 있다. 그래서 많은 양의 필러 사용은 위험이 따른다. 제한적인 양을 사용해야 하며 무리한 시술은 심각한 부작용을 초래할 수 있다.)

불편함

의사는 얼굴 축소 주사를 시술하기 전에 고객에게 충분히 상담해 주어야 한다. 고객들은 광대 부위 축소 효과를 원하거나 입가 주름 완화, 팔자 주름 개선을 목적으로

오는 경우가 있으며, 대부분 얼굴 축소라고 했을 때 지방이 과다한 모든 부위에 효과가 있을 것으로 생각한다. 이처럼 모든 부위에 효과가 있을 것이라는 과도한 기대치가 둔 분들에게는 확실한 선을 긋고 솔직한 결과를 알려 주어야 한다. (예: "광대 부위에는 효과가 없습니다."라고 확실히 설명)

필자의 경험상 고객의 항의는 시술 전 의사의 직접적인 상담이 부족했기 때문이라고 생각한다. 필자의 클리닉도 고객 항의가 없는 것은 아니다. 하지만 스트레스받을 정도의 항의는 없다. 그것은 필자가 직접 시술 전에 상담하면서 여기는 효과가 없고 여기는 효과가 아주 좋다 등으로 가이드라인을 정확히 제시해 주기 때문이다.

멍이 들 수 있고 뭉칠 수 있는 경우도 지금까지 몇 퍼센트가 그런 불편함을 겪었는지 정확하게 설명해 주어야 한다. 또한, 단 한 명에게 일어났던 불편함에 대해서도 그런 경우가 있었음을 솔직하게 설명해 주어야 한다. (의사는 대부분 이런 시술 후 불편함을 설명하는 데에 자신 없어 한다. 고객이 그런 설명을 듣고 시술을 거부하는 게 아닌가 하는 걱정 때문이다. 하지만 자신 있고 확실한 경험에 바탕을 둔 상담은 고객을 안심시키고 의사와 환자 관계를 공고히 하는 원동력이 된다.)

chapter 6

물광 주사

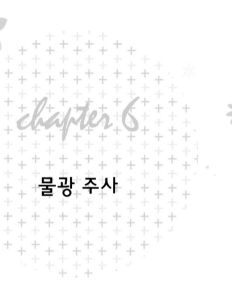

히알루론산이란?

피부 노화가 피부 진피의 수분 부족으로 인한 경우가 많기 때문에 적절한 수분 공급은 그만큼 피부 노화 방지에 큰 도움이 된다.

물광 주사

물광 주사는 최근에 나온 시술이 아니다. 초창기에는 IAL system이라는 외국 히알루론산이 제품으로 나왔는데 가격이 매우 높았다.

필자는 15년 전부터 물광 주사를 시술해 왔다. 이후 히알루론산에 대해서 자세히 설명하겠지만, 히알루론산만큼 인체에 무해한 성분은 드물다. 어떻게 보면 주사 성분 중 가장 안전하고 효과적은 제제임에 틀림없다.

물광 주사는 피부에 히알루론산을 주입하는 시술이다. 정식으로 알려진 명칭은 하이드로리프팅이다. 피부에 부족한 수분을 채워 주고 광을 내 준다는 의미로 물광 주사라는 명칭을 붙였지만, 정식 명칭은 아니며 이름과 달리 시술 후 피부에서 광이 나지는 않는다. 그러니 약간 과장된 표현인 셈이다.

물광 주사가 국내에 처음 소개된 것은 15년 전이다. 바로 IAL system(아이알 시스템)이라는 제품이었다. 히알루론산 성분을 메조세라피 주사 기법으로 피부 진피 내에 주입하는 방식으로, 히알루론산의 원가가 높아 시술 비용이 높았다. 하지만 몇 년 전부터 국내 제약 회사에서 히알루론산을 생산하면서 히알루론산 원가가 낮아져 저렴하게 보급되었고, 물광 주사라는 명칭이 붙게 되었다. 이전에는 대개 히알루론산 주사라고 했다.

피부 노화

물광 주사의 자세한 설명 이전에 피부 노화에 대한 일반적인 이해가 필요하다. 피부 노화는 개인마다 차이가 있으며 피부 색조의 변화, 피부 결이나 탄력의 변화, 피부 두께의 변화, 혈관의 확장 및 주름의 생성 등 다양하게 나타난다. 결국, 피부 노화란 미용상 안 좋은 변화를 의미하며 주름의 증가, 매끄러움과 생기의 저하, 피부 결의 거칠어짐, 색소 침착 등으로 볼 수 있다.

이러한 노화는 크게 자연 노화(chronological(intrinsic) aging)와 태양 광선에 의한 광노화(photo aging)로 구분된다. 나이가 들면서 피부의 구조와 생리 기능이 감퇴되는 현상을 자연노화라 하며, 자외선에 장기적으로 노출되어 축적된 자외선이 조금씩 피부의 노화를 촉진시키는 것을 광노화라 한다. 자외선은 피부 노화에 아주 큰 영향을 주는 것으로 알려져 있다.

① 생기와 활력의 감소

노화에 따라 젊은 피부는 균질성을 잃고 모공이 커지고 전체적으로 살결은 거칠거칠한 질감으로 변해 간다. 또한, 피곤과 스트레스의 흔적이 쉽게 사라지지 않아 생기와 활력이 사라지고 피로해 보이는 안색이

짙어진다.

② 주름의 증가와 피부 처짐

젊은 피부의 진피는 수분과의 결합 능력이 큰 콜라겐과 점액질에 의해 주름이 눈에 띄지 않지만, 나이가 들면 콜라겐과 무코 다당류가 줄어들고 결국 피부 속의 수분 부족으로 주름살이 생기게 된다. 이러한 수분 부족을 막아 주는 대표적인 성분으로는 히알루론산 등이 있다.

③ 색소 침착

피부 노화의 변화는 주름과 함께 색소 침착을 들 수 있다. 색소 침착은 노화가 진행됨에 따라 발생률이 증가하는 확연한 노화 현상이다.

　※ 지구 온난화로 인한 오존층이 줄어들면서 광노화의 영향이 커지고 있다. 따라서 자외선에 의한 피부 손상의 정도를 이해하는 게 피부 노화를 이해하는 데 중요하다.

자외선의 종류

① UVA

자외선 중에서 가장 파장이 긴 광선으로, 에너지 강도가 UVB의 1,000분의 1밖에 되지 않으나, 유리를 통과하여 실내나 차 안에도 침투한다. UVB보다 10배나 많은 양이 지구에 도달하며 피부의 표피, 진피 그리고 피하 지방층까지 깊숙이 침투한다. 또한, UVA는 안개 낀 날이나 흐린 날 역시 영향을 미치고 UVB와 달리 아침과 오후 늦게까지도 농도가 진하며 연중 광량의 차이가 거의 없이 일정하게 조사된다.

② UVB

UVA보다 짧은 280~320㎚의 광선으로 지구에 도달하는 양은 전체 자외선의 0.5% 에 불과하나 에너지가 높아 일광화상(Sunburn) 등의 피해를 일으킨다. UVB는 진 피층, 유두층의 혈관 부위까지 침투하여 피부에 화상을 일으키고 발적을 일으켜 약 72시간 후 서서히 검어지는 지연형 색소 침착을 유발한다. 유리창을 통과하지 못해 실내에서는 안전하다.

③ UVC

200~280㎚의 최단파로 에너지가 가장 강하다. 세포의 분자가 가지는 운동 에너지 보다 월등히 큰 에너지를 가지고 있기 때문에 DNA 등의 분자 결합을 파괴하며 이로 인해 피부암을 유발한다. 파장이 짧기 때문에 성층권에 존재하는 오존층에서 흡수되 고 지표면에는 거의 도달하지 못하므로 생물학적인 의미는 없었으나, 최근에는 오존 층 파괴로 UVC에 따른 피해가 늘어가고 있다.

피부 노화를 방지하는 가장 좋은 습관은 적절한 자외선 차단이다. 그러므로 클리닉 방문보다는 올바른 자외선 차단제 사용 습관이 더 중요하다.

자외선 차단 지수

자외선 차단제의 자외선 차단 효과는 미국 FDA에서 채택한 자외선 차단지수(sun protection factor, SPF)로 표시된다. 이는 자외선 차단 제품을 도포한 부위에서 측정한 최소 홍반량(minimal erythema dose, MED)과 차단제를 도포하지 않은 부위에서 측정한 최소 홍반량의 비율을 말한다. 최소 홍반량이란 홍반을 일으키게 되는 자외선의 최소량을 나타낸다. MED의 기본 표준 시간을 15분으로 정하고, 이

15분으로 햇볕에 쬐는 노출 시간을 나누어 얼마 동안 안전하게 UVB를 차단할 수 있는가를 표시하는 지수를 설정하여 15분 동안 햇볕을 쬐 홍반 현상이 나타나는 것을 SPF1로 정했다.

$$SPF = \frac{\text{자외선 차단제를 도포한 피부의 최소 홍반량(MED)}}{\text{자외선 차단제를 도포하지 않은 피부의 최소 홍반량(MED)}}$$

마찬가지로 UVA 차단 지수를 PFA(protection factor of UVA)로 표시하는데, 이는 자외선 차단 제품을 사용했을 때와 사용하지 않았을 때의 최소 흑화량(minimal persistent pigmentation darkening dose, MPPD)의 비율을 말한다.

최소 흑화량이란 UVA 조사 후 색소 침착이 2~4시간 지속되는 데 필요한 자외선의 최소량을 나타낸다. UVA 차단 효과 측정 방법은 우리나라와 일본을 제외하고는 나라별로 통일된 것이 없으며 우리나라는 일본과 같은 PA+, PA++, PA+++로 표기하기도 한다. 자외선 차단 지수를 표기하는 방법은 나라마다 다르며 측정 결과도 다르다.

선크림의 효과적인 사용 방법

자외선 차단 지수의 올바른 선택

자외선 차단 제품은 사용 목적, 자외선에 대한 피부 민감도, 사용 장소 등에 따라 자신에게 맞는 적합한 차단지수(SPF, PA)를 사용해야 한다. 따라서 차단제를 적절하게 선택하려면 차단 제품에 대한 정보나 지식이 필요하다.

일반적으로 일상생활의 자외선을 차단해 주는 차단 제품으로는 UVA, UVB 모두 차단하는 것이 좋으며 SPF15 정도가 적합하다. 장시간의 외출이나 실외 스포츠 활

동에는 SPF25~35 정도를 권장하며 해변이나 스키장 등의 장시간 강한 자외선에 노출되는 경우는 워터 프루프의 SPF30+, PA+++의 차단제를 사용하는 것이 바람직하다.

그러나 실제로 차단 비율과 SPF 지수의 상관관계를 보면 차단 지수의 상승이 차단율의 상승과 비례하지 않으므로 무조건적으로 높은 지수를 선호하는 것은 바람직하지 않다. 오히려 차단 지수란 실외에서의 환경을 배제하고 측정한 차단 지수임을 인지하고 두 시간 간격으로 덧바르며, 물이나 땀으로 차단제가 씻기면 시간과 관계없이 다시 덧발라야 하므로 차단 지수가 높아 자극적인 제품보다는 적절한 제품을 자주 발라주는 것이 효과적이다.

히알루론산이란?

히알루론산은 세포 외 기질의 중요 구성 성분으로 자신의 무게의 3,000배에 달하는 수분을 흡수할 수 있는 능력이 있으며, 이를 통해 세포 외 기질의 습윤 환경을 조성한다.

피부 노화가 피부 진피의 수분 부족으로 인한 경우가 많기 때문에 적절한 수분 공급은 그만큼 피부 노화 방지에 큰 도움이 된다.

이러한 수분 공급은 세포의 이동을 용이하게 하고, 세포와 세포 외 기질을 보호하는 역할을 한다. 또한, 히알루론산은 여러 수용체와 상호 작용을 통해 세포의 재생 및 창상 치유 과정에서 중요한 역할을 한다고 알려져 있다.

히알루론산은 25,000번 정도 반복되는 구조를 가지고 있는 글리코사미노글리칸(Glycosaminoglycan, GAG)라는 다당류의 일종이다. 이러한 히알루론산의 구조는 모든 종류의 생물에 동일한 형태로 존재하기 때문에 다른 생물체에서 합성하여 얻어

진 히알루론산을 인체에 주입하여도 동일한 물질로 인식될 수 있다. 따라서 부작용이 없고 거부 반응 없이 안전하게 사용할 수 있는 물질이다.

인체는 평균적으로 15g의 히알루론산을 보유하고 있으며 그중 3분의 1은 매일 분해되거나 합성되는 매우 빠른 대사 과정을 겪는다.

천연 물질이면서 고분자의 특징을 지닌 히알루론산은 다양한 용도로 사용되고 있다. 의료용으로는 안과, 관절염, 창상(상처) 및 구강 내 치료 등에 광범위하게 사용되고 있으며 미용학적으로는 주사를 통해 진피 내로 투입하는 필러와 화장품의 보습제로 사용되고 있다.

사람의 피부는 노화와 함께 수분의 함량이 줄어들며, 특히 50세 이후에 피부 내 수분 함량이 급격히 떨어지며 이에 따라 주름살이 생긴다. 이 수분 함량의 감소와 피부 내의 히알루론산의 양도 정비례하여 감소함이 밝혀지면서 화장품 업체에서 히알루론산을 화장품 원료로 사용하게 되었다. 분자량이 큰 히알루론산이 함유된 용액을 피부에 발랐을 때에 점탄성막이 형성되는데, 이 용액은 완전히 투명하며 끈적거리는 느낌이 없고 피부를 부드럽게 하고 탄탄하게 한다. 그렇지만 분자량이 크기 때문에 진피층을 통과하지 않는다. 분자량과 순도에 따라 화장품용(저순도, 저분자량), 관절염용, 안과용(고순도, 고분자량)으로 사용되고 있다.

히알루론산 필러의 종류

① cross linked filler(가교 처리된 필러)

흔히 알고 있는 '필러'이다. 히알루론산은 체내에서 쉽게 분해된다. 따라서 히알루론산 체인에 가교제(cross kinker)를 첨가하여 쉽게 분해되지 않도록 결합시켜 주어 체내에서 오랜 기간 유지되도록 한다. 우리가 알고 있는 보형 개념의 히알루론산 필러가 여기에 해당한다.

히알루론산은 생체 내 구성 물질로 면역 반응이나 부작용이 없으나 가교제의 독성이 보고되고 있다. 고순도의 히알루론산과 가교제를 첨가하는 안전한 기술력이 필러의 제품 레벨을 결정하기 때문에 보형 의미로 히알루론산 필러를 사용할 시에는 미국 FDA, 한국 KFDA 등에서 인증한 제품인지를 반드시 확인해야 한다.

이처럼 가교제가 문제가 될 수 있는데, 가교제는 양날의 칼인 셈이다. 즉, 많은 양을 첨가하면 오래 유지할 수 있으나 그만큼 부작용의 위험도 커지게 되고, 적은 양을 쓰면 유지되는 기간은 짧으나 부작용의 위험은 줄어들게 된다.

최근에는 가교제를 첨가하는 기술이 발달하여 다양한 필러를 선보이는데 그 기술에 따라 cross linked filler이 가격이 결정되고 높아지게 된다.

② non cross linked filler(가교화되지 않은 필러)

가교 처리되지 않은 순수한 히알루론산 제품이다. 가교제가 없으므로 안전한 반면 보형 물질로서의 기능은 없다.

따라서 보형의 목적보다는 노화 방지, 보습, 탄력, 주름 개선 등의 목적으로 사용할 수 있다.

히알루론산은 대부분 모든 생물에 동일한 구조로 존재하기 때문에 합성하거나 추출해도 인체 내에서 면역 반응이나 부작용이 없다. 히알루론산은 물광 주사의 주성분이다.

물광 주사 기법

물광 주사 시술 시에는 주사 깊이가 중요하다. 필자는 15년 전부터 물광 주사를 시술해 왔다. 물광주사란 명칭은 히알루론산이 수분을 끌어들여 보습력을 높여 주기 때문에 생긴 명칭이지만, 좀 과장된 표현이기는 하다.

이전에는 시술 명이 따로 있지 않아 탄력 주사 혹은 히알루론산 주사 등으로 불렸다. 아직도 정식 명칭은 없지만, '하이드로 리프팅'이라는 용어가 사용되기도 한다.

초기에 히알루론산을 피부에 주사할 때 엠보싱이 며칠간 간다는 불편함이 있었다. 이는 점도가 높은 히알루론산이 분해되기까지 시간이 걸리기 때문이다. 그러나 주사 요령이 점차 생기게 되면서 두세 시간이면 이런 엠보싱이나 부기가 가라앉는 노하우가 축적되었다.

그 노하우는 바로 주사 깊이이다. 예를 들어 지방 이식 수술을 할 때는 전층 지방 주입을 한다. 왜냐하면 한 층에만 지방이 주입되었을 때보다 피하, 근육, 골막층 등 다양한 층에 주입이 되었을 때 생존율이 높아지기 때문이다.

물광도 경험적인 측면에서 봤을 때 한 층에만 주사하기보다는 다양한 층을 공략하는 게 효과적이고 만족스럽다. 진피, 피하, 표피 등 골고루 약물을 투여했을 때 오히려 부기나 엠보싱 현상이 두세 시간 만에 가라앉게 되고 효과도 훨씬 좋다는 것을 경험으로 알게 되었다.

효과 및 시술 간격

히알루론산의 진피 내 주입(물광 주사)의 효과는 피부에서 광이 나게 만드는 과장된 효과가 아니라 피부를 건강하고 윤기 있게 만들어 주는 것이다.

피부는 노화에 의해 정상적인 진피 내 결체 조직을 구성하는 히알루론산, 콜라겐(교원질) 등이 줄어들게 되는데, 아이들 피부는 촉촉하고 매끄러운 데 비해 노인의 피부가 거칠고 푸석

푸석한 것은 이런 결체 조직 성분의 감소 때문이다.

따라서 진피 내에 히알루론산을 투여했을 때 영양분을 공급해 주는 역할을 해 노화의 진행 속도를 늦추고 피부를 좀 더 건강하게 만들어 줄 수 있다. 하지만 아직 대단위 연구나 데이터 등이 부족한 상태여서 학문적으로 인정된 시술은 아니다.

필자도 15년 전부터 히알루론산을 이용하여 피부 미용 주사 시술을 해 왔다. 초반에는 특별한 데이터도 자료도 없었기 때문에 주로 친지들을 대상으로 효과 및 불편함 등을 평가하며 경험을 축적해 나갔다. 실제 고객들에게 직접 주사하기 시작한 것은 10년 전부터이다.

초기 가장 큰 애로 사항은 히알루론산의 점성 때문에 주사 부위가 엠보싱처럼 불록 튀어나오는 게 거의 사나흘 동안 지속된다는 점이었다. 외출도 해야 하는데 얼굴이 올록볼록하게 엠보싱처럼 튀어나오다 보니 불편함이 많았다.

그런데 경험과 노하우가 쌓이면서 이러한 문제를 해결할 수 있게 되었다. 앞서 말했듯이 포인트는 진피층에만 주입하는 게 아니라 피하, 진피, 표피 등 모든 층에 주사하는 것이다. 그러면 효과도 훨씬 더 좋았고 엠보싱 현상도 빠르게 없앨 수 있다.

그러나 표피, 진피, 피하층 모두에 골고루 주사하는 기법은 말처럼 쉽지 않다. 미세한 손끝의 감각으로 그 층들을 찾아야 하는데, 보통 5년 이상의 경력이 있지 않고서는 익히기 힘든 기술인 것 같다. 의사는 충분한 경험과 노하우를 가지고 주사해야 하며 자신 있게 시술해야 한다.

피부는 4~6주마다 재생되는 기관이기 때문에 아무리 좋은 피부 미용 시술을 받아도 그 효과가 2~3개월을 유지하기가 어렵다. 따라서 적당한 간격을 두고 정기적으로 시술을 받는 것이 효과적이며 피부 노화 방지에 도움이 된다. 운동도 한꺼번에 많이 하는 것보다는 정기적으로 했을 때 도움이 되는 것처럼 피부 노화 방지 차원에서 하는 피부 미용 시술도 마찬가지이다.

물광 주사의 효과도 필자의 경험상 2~3개월 이상 유지하기는 어렵다. 그래서 처음 히알루론산 주사(물광 주사)를 원하여 내원하는 고객들에게는 한 달에 한 번씩 세 번 정도 시술 후 몇 개월에 한 번씩 유지 차원에서 시술받을 것을 권하고 있다.

한 달에 한 번씩 세 번 정도는 꼭 시술 받으라는 이유는 10여 년의 경험에서 나온 데이터 이다. 대체로 1회 시술받고 나서도 평균 이상으로는 만족도가 좋으나, 한 달 간격으로 3회 정도 받았을 때 확연히 피부 주름이나 피부의 탄력, 피부 미백, 피부의 생기나 활력, 피부 노화의 개선 등이 눈이 두드러지게 나타나므로 거의 100%가 만족하는 결과를 나타냈다.

안정성

히알루론산은 대부분 모든 생물에 동일한 구조로 존재하기 때문에 합성하거나 다른 동식물에서 추출한 히알루론산도 인체 내에서 면역 반응이나 부작용이 없다. 필자의 경험상으로도 가장 불편함이 없고 부작용이 없는 물질로서 히알루론산이 으뜸이라고 생각한다.

외부 물질에 대한 인체 내 면역 반응이 없으므로 거부 반응이 거의 없고 알레르기 발생 비율도 현저히 낮다. 간혹 히알루론산과 혼합한 비타민 등에 의한 알레르기가 보이기는 하나 히알루론산 자체에 대한 부작용은 거의 관찰하지 못했다. 이는 인체에 있는 히알루론산 성분이 외부 동식물에서 추출한 히알루론산과 동일한 구조여서 인체에 투여해도 인체가 외부 물질로 반응하지 않기 때문이다.

불편함

주사를 꺼리는 이유는 대개 바늘에 대한 공포 때문이다. 물광 주사는 주사 시 마이크로 니들을 사용해서 실제로 느끼는 통증은 모기가 물었을 때의 느낌 정도이다. 하지만 바늘 공포가 있는 경우 좀 더 큰 통증을 느낄 수 있으나 아무리 통증에 예민한 경우라도 경험 있는 시술자에 의해서는 큰 무리 없이 시술이 이루어진다.

통증을 거의 없이 주사하는 기술은 쉬운 것이 아니다. 최소한 5년 이상 직접 주사해 보고 느낌을 익혀야 실제 피부에 주사했을 때 아프지 않고 효과적인 자신만의 주사 기법 노하우를 찾을 수 있다.

물광 주사를 시술 받으면 두세 시간 정도는 얼굴이 붓고 빨개질 수 있지만, 세 시간쯤 지나면 대부분 가라앉는다. 또 주사 부위가 누르면 약간 아픈 느낌이 들 수 있으며 100명 중 한 명꼴로 주사 부위에 멍이 들 수 있다.

필자는 코스메틱 주사 요법 경력만 15년째이다. 주사 기술에 있어서는 최대한 멍이 들지 않도록 할 수 있지만, 체질상 멍이 잘 드는 경우는 어쩔 수 없다.

그 외 아주 드물게 부기가 며칠간 지속되는 경우가 있는데, 이런 경우는 1,000명당 한 명꼴이다. 그리고 아주 드물게 멍울 현상이 생길 수도 있다. 이런 경우도 1,000명당 한 명꼴로 거의 없다.

또한 히알루론산에 리도카인을 혼합해서 주사했을 때 리도카인에 대한 알레르기 반응으로 가렵거나 붓는 경우가 있는데, 이런 경우도 1,000명당 1명꼴로 거의 드물다.

히알루론산 진피 내 주사(물광 주사)는 무분별한 광고 속에서 물광 피부라는 신조어까지 만들어냈다. 물광 주사에 대해 잘 모르는 소비자들과 상담하면 대부분 과도한 기대치와 환상이 있다. 물광 주사의 성분도 잘 모르고 효과와 기대치도 치료자가 생각하는 것과는 큰 차이가 있다. 따라서 솔직하게 상담해 주고 시술 주기와 적절한 효과를 설명해 주었을 때 자신이 알고 있던 것과 차이가 나서 시술을 안 받고 돌아가는 경우도 있다. 그래서 의사의 솔직하고 정확한 설명이 중요하며 무분별한 시술은 자제하는 게 바람직하다. 또한 얼굴은 신체 부위 중에서 가리기 어려운 부위에 해당하기 때문에 충분히 숙련된 노하우로 시술해야 한다.

chapter 7

녹는 실
(Polydioxanone, PDO)

녹는 실의 종류

자연사(nature suture)는 장선(catgut)이 있고 합성사(synthetic suture)로는 폴리갈락신(polygalacin), 폴리글리콜산(polyglycolic acid)과 같은 합사(braided suture)와 폴리글리코네이트(polyglyconate), POD와 같은 단 섬유사(monofilament suture)가 있다.

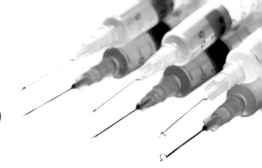

녹는 실 (Polydioxanone, PDO)

녹는 실 주입도 주사 요법으로 볼 수 있다. 약물 대신에 주사기로 실을 넣기 때문이다. 한방에서는 매선 요법으로 소개되었으며 많이 시행되고 있다. 하지만 현재 논문이나 연구가 많이 진행되어 있지 않아 공인된 시술법은 아니다.

　한의학계에서 발표한 논문이 녹는 실을 피부에 주입하는 것이 피부 탄력이나 수분의 증가를 가져와 노화 방지에 도움이 된다는 결과를 밝혔지만, 대단위 연구가 진행되지 않고 있다는 단점이 있다.

　최근에는 TR 리프팅, 울트라 리프팅 등으로도 불리며 아직 공인되지 않은 시술법이지만, 꾸준히 시술 횟수 등이 늘어나는 추세이다.

　녹는 실의 재료는 PDS(PDO)를 사용하며 피부 진피에 주삿바늘을 이용하여 주입한다.

① 녹는 실(흡수성 봉합사)의 종류

자연사(nature suture)는 장선(catgut)이 있고 합성사(synthetic suture)로는 폴리갈락신(polygalacin), 폴리글리콜산(polyglycolic acid)과 같은 합사(braided suture)와 폴리글리코네이트(polyglyconate), POD와 같은 단 섬유사(monofilament suture)가 있다.

장선(Plain catgut, chromic catgut) : 가축의 소장에 있는 교원질을 추출하여 만든 단순 장선과 흡수가 늦도록 크롬 처리한 크롬 장선이 있다. 이들은 체내의 단백 효소에 의해 60일 이내에 흡수되므로 조직 반응이 심하고 긴장 강도도 7~20일 이내에 급격히 소실된다. 비교적 저렴하지만, 실 자체의 유연성이 떨어져 조작하기가 힘들다. 또한, 염증 반응을 유발할 수가 있어서 녹는 실 삽입 시술에 적합하지 않은 종류이다.

Polygalacin(Vicryl) : 60~90일에 흡수되고 2주가량 긴장 강도를 유지한다. 비교적 조직 반응이 적으나 가끔 염증 반응과 함께 피부로 돌출되는 경우가 있다.

Polyglycolic acid(Dexon) : 가수 분해에 의해서 90~120일 사이에 흡수되며 비교적 조직 반응이 적다. 하지만 긴장 강도의 반감기가 2주밖에 되지 않는다.

Polydioxanone(PDO) : 가수 분해에 의해 120~180일에 흡수되고 조직 반응이 매우 적으며 6주까지 상당한 정도의 파열 강도를 유지한다. 세균에 대한 친화성이 낮고 서서히 흡수되며 오랫동안 긴장 강도를 유지할 수 있으나 가격이 비싸고 간혹 피부로 돌출되는 단점이 있다.

Polyglyconate(Maxon) : 180일 이후에 흡수되며 PDO와 같은 장점들이 있으나 긴장 강도가 3주밖에 유지되지 않는 것이 단점이다. 또한, 실이 삽입된 부위에 푸른 색의 색소 침착이 간간이 발생할 수 있다.

녹는 실(흡수성 봉합사) 중 가장 적합한 실은 PDO일명 PDS라고 부르는 녹는 실이다. 가격이 비싼 편이지만, 염증 반응 등의 부작용이 적고 긴장 강도가 우수하며 실 자체가 매끄럽고 부드러워 다루기가 쉬운 장점이 있다.

필자도 10여 년 전부터 녹는 실을 이용한 리프팅 시술을 해 왔는데 PDO가 가장 적합한 실이라고 생각된다. 다른 종류의 실들은 저렴하지만 녹는 실 리프팅을 위해 쓰기에는 부적합하다. (염증, 색소 침착, 감염, 효과 부족 등 부작용이 많다.)

충분히 경험한 시술자라면 당연히 PDO를 쓸 것으로 생각되며 또한 결과가 확연히 차이 나기 때문에 고객의 재방문율이 높다. 리프팅을 위한 피부 진피 내 녹는 실 삽입 시술은 공인된 시술은 아니다. 즉, 시중에 나와 있는 녹는 실 삽입 시술은 의사 개인의 판단에 따라 의사의 책임하에 Off label로 시술할 수 있다. (위의 Off label 설명 참고)

② 시술 방법

3~4㎝ 길이의 머리카락 굵기의 실을 미세 주삿바늘로 주입한다. 무통 마취를 하기 때문에 실제로 환자가 느끼는 통증은 거의 없다고 볼 수 있다. 구체적 용량은 다음과 같다.

눈가 잔주름에 약 70~80개의 실이 사용된다.

브이 라인 리프팅을 위해 사각 턱 주변에 100개 정도의 실이 사용된다.

미간 사이의 주름 개선을 위해 70개 정도의 실이 사용된다.

광대 부위의 탄력을 위해 100개 정도의 실이 사용된다.

입가 주름 개선을 위해 100개 정도의 실이 사용된다.

코와 콧등에 100개 정도의 실이 사용된다. (코 모양이 뚜렷해지고 윤곽이 좀 더 뚜렷해지는 효과)

팔자 주름에 70~80개의 실이 사용된다.

PDO는 녹는 실의 특수성에 따라 6~8개월 후 녹기 때문에 효과가 2년 정도 유지된다. 가장 두드러지는 효과는 잔주름 개선, 피부 탄력 증가, 브이 라인 리프팅 효과, 피부의 질감 개선, 피부 노화 방지 등이다.

물광 주사, 자가혈 주사, 레이저 치료와는 전혀 다른 기전으로 피부를 개선하므로 PDO 녹는 실 시술 후 물광 주사, 자가혈 주사 등을 정기적으로 병합 시술 시 높은 상승효과가 나타난다.

시술 효과 및 시술 간격

앞서 언급했듯이 필자는 녹는 실 주입이 주사 요법이라고 생각한다. 왜냐하면, 약물 대신 녹는 실을 주사기로 피부에 주입하기 때문이다. 녹는 실은 약물보다는 오랫동안 피부 내에 작용하면서 효과를 나타내기 때문에 주사 요법의 단점을 최대한 보완한 시술이라고 볼 수 있다.

가장 두드러진 효과는 피부의 탄력이 개선되고 피부의 노화 현상이 줄어들어 피부의 질감이 개선되는 것이다. 보통 1~2년 정도 효과가 유지되는데, 피부의 개선 기전이 물광 주사나 피부 레이저 치료와 다른 메커니즘으로 작용하기 때문에 녹는 실 주입 후 정기적으로 물광 주사, 자가혈 주사 등을 병합 시술했을 때 상승효과가 있다.

필자의 경험상 이마 부위를 제외한 브이 라인, 미간, 앞 광대, 팔자, 입가 주름, 눈가 등에 시술할 수 있다. 그리고 주사 요법이기 때문에 정확한 피부층에 주입하는 것이 중요하다. 또 얼굴의 부위별 효과를 나타내는 층이 다르다는 것을 확인할 수 있었다. 예를 들어 눈가인 경우 진피층에 정확히 주입해야 한다. 너무 깊게 주입하면 효과가 적고 부기 등의 불편함이 클 수 있다. 너무 얕게 주입하면 표면으로 튀어나오는 현상이 있어 정확한 진피 주입이 굉장히 중요하다.

브이 라인인 경우 진피부터 스마스 층까지 자극하는 주입 방법이 중요하다. 이 기술은 최소한 5년 이상의 숙련가가 아니라면 쉽게 하기 어렵다. 정확히 주입했을 때 만족도가 아주 높은 부위이기 때문에 시술자는 끊임없이 노력하고 연구하여 자신이 생겼을 때 고객에게 시술해야 한다.

앞 광대 부위는 진피층에 주입했을 때 피부 표면에 노출되는 불편함이 생길 수 있어 진피 하층에 적절히 주입해야 한다.

입가 주름은 표피층도 건드려 주어야 한다.

이처럼 부위별로 녹는 실이 주입되는 피부 깊이가 다르다.

안정성 & 불편함

녹는 실(PDO) 주입은 주사와 수술의 장단점을 극복한 시술 중 하나이다. 즉, 주사의 제한적 효과를 극복하고 수술의 부작용 위험을 최소화한 시술이다.

주사 요법 중에서 가장 위험성이 있는 필러보다 훨씬 안전하다. 필러는 한 곳에 많은 양이 들어가므로 그것이 덩어리가 형성되어 피부 조직과 융합되었을 때 제거하기가 힘들지만, 녹는 실은 상대적으로 얇기 때문에 염증 반응 이외에 특별한 부작용이 없다. (염증 반응도 경험 있는 의사가 안전한 조치를 하면 거의 일어나지 않는다. PDO를 사용했을 경우 염증 반응이 거의 드물다. 따라서 경험이 많은 의사라면 PDO 이외의 실은 사용하지 않는다.)

필자 또한 PDO 실을 사용했을 때는 사소한 불편함(시술 직후 멍, 붓기, 시술 직후 약간의 통증) 이외에 특별한 부작용은 경험하지 못했다. (물론 의사가 얼굴의 해부학적 지식을 바탕으로 5년 이상의 숙련된 주입 기술을 터득했을 때 가능하다.)

시술 전 자세한 상담

PDO 녹는 실 주입 시 의사가 시술 전에 직접 상세히 설명해 주는 것이 아주 중요하다. 고객 대부분은 녹는 실 시술에 대한 과도한 환상이 있다. 우리가 접하는 인터넷 광고 때문에 마치 10년 이상 젊어 보이게 만드는 신비의 시술로 착각하고 오는 경우가 많기 때문이다.

과도한 환상은 채워지지 않는 빈 잔에 물을 채우는 것과 마찬가지여서 이런 경우는 대부분 시술 전 의사이 정확하고 솔직힌 싱담에서 고객의 반응으로 알아차릴 수 있다.

경험이 충분한 의사가 자신 있게 시술에 대해 정확한 결과를 설명해 주었을 때 고객들은 그 이상의 효과를 결과를 원한다. 의사는 자신의 그동안 경험 및 경력을 솔직히 이야기하고 고객이 현명하게 판단할 수 있도록 해 주어야 한다. 감언이설로 현혹하여 시술을 유도했을 때 자신의 클리닉뿐만 아니라 그 시술 자체가 고객들에게 외면당하는 결과를 낳을 수 있기 때문이다. 필자의 경험상 녹는 실 주입 시술을 시술자가 권하지도 않았는데 고객이 원한다면 그 고객은 녹는 실 주입 치료 효과에 과도한 환상이 있는 경우였다. 만약에 내가 직접 상담 안 하고 제삼자가 상담했다면 감언이설로 시술을 유도했을 것이고 당연히 시술 후 시술결과에 만족하지 못했을 것이다. 상담 전 충분하고 정확하며 솔직한 상담은 고객뿐 아니라 시술자 자신에게도 아주 중요한 부분이다. 시술자가 해줄 수 있는 결과와 고객이 원하는 결과를 최대한 일치시켜야 하며 기대치가 너무 높다면 낮춰야 하고 잘못된 지식을 알고 있다면 올바른 지식으로 알맞은 시술을 선택하도록 권해야 한다.

chapter 8

그 밖의 주사 요법

필자가 다시 한 번 강조하고 싶은 것은 코스메틱 주사 요법이라는 명칭을 붙이려면 시술 전 시술자(의사)가 직접 상담, 시술 전 의사가 약물 배합(재료 선택), 시술 시 의사가 직접 주사 혹은 주입이라는 세 가지 원칙을 지켜야 한다는 점이다.

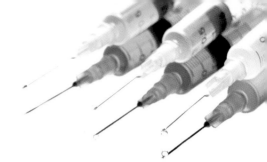

그 밖의 주사 요법

자가혈 주사(PRP)

최근 혈소판 풍부 혈장(platelet-rich plasma)이 항노화 의학 분야에서 큰 관심을 받고 있으며 피부 재생을 위한 메조세라피(mesotherapy)로 임상 영역에서 널리 사용되고 있다. 활성화된 혈소판 풍부 혈장은 섬유아세포의 증식을 유도하고 교원질의 합성을 증가시키며 증가한 MMP 1의 발현을 나타낸다는 연구 결과가 나오고 있다.

이러한 결과들로부터 혈소판 풍부 혈장이 노화에 따른 손상된 세포 외 기질의 분해를 촉진하고 새로운 아교질의 합성을 촉진함으로써 진피 재생을 유도할 것으로 여겨져 피부 노화 개선에 효과적인 치료법으로 사용되고 있다.

가장 특이적인 효과는 재생 효과이다. 따라서 자가 지방 이식, 물광 주사, 모공 축소 롤러 시술 등과 병합 시술이 많이 이루어지고 있다. 물광 주사와 자가혈 주사 병합 치료가 물광 주사 단독보다는 좀 더 효과가 있음은 당연한 결과이다. 쉽게 말해서 소고기 부위 중에 등심보다는 부챗살이 좀 더 비싸지만, 맛이 있고 식감이 부드러우며 비싼 값어치를 하는 것과 같다고 보면 된다.

자가혈 주사는 자신의 피를 소량 채취하여 자신의 혈액 안에 있는 혈소판 풍부 혈장을 모아 주사하는 방식이다. 피 주사로 많이 알려져 있는데 그냥 듣기에는 혐오감 있는 표현이지만, 자신의 체내 물질을 재사용한다는 면에서 아주 바람직한 시술이라고 할 수 있다.

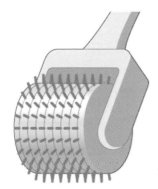

◀ MTS(microneedle therapy system) : 모공 축소 롤러

자가혈 주사는 MTS 롤러와 병행 시 모공 축소에 우수한 효과를 나타낸다. 모공 축소 치료의 기전은 상기와 같은 미세침으로 모공에 상처를 주어 재생을 촉진하는 시술로 자가혈 시술이 재생 기전을 도와 경험적으로 봤을 때 MTS와 자가혈 병합 시술이 모공축소에 상당히 효과가 있었다.

고객과 상담 시 가장 많이 물어보는 것은 효과가 얼마나 지속되는지였다. 앞에서 서술했던 것처럼 아무리 좋은 시술을 해도 피부는 4~6주마다 재생되므로 효과는 2~3개월 이상 유지하기가 어렵다. 따라서 정기적인 시술을 권하게 된다.

물광 주사와 병합 시 한 달에 한 번씩 세 번 정도 시술 후 몇 개월에 한 번씩 유지 차원에서 시술받을 것을 권하고 있다. 한 달에 한 번씩 세 번 정도는 꼭 시술받으라는 이유는 10여 년의 경험에서 나온 데이터이다.

대체로 1회 시술받고 나서도 평균 이상으로 만족도가 좋으나 한 달 간격으로 3회 정도 받았을 때 확연히 피부 주름이나 피부의 탄력, 피부의 생기나 활력, 피부 미백, 피부 노화의 개선 등이 두드러지게 나타내므로 거의 대부분 만족하는 결과가 나타났다. 물광 주사 단독 시술과 비슷한 효과가 나타나지만, 병합 시 좀 더 만족스러운 결과가 나타나다.

미백 주사 (tranexamic acid)

기미를 비롯한 피부 색소성 질환의 치료는 오랫동안 관심이 대상이 되어 왔으며, 하이드로퀴논을 비롯해, 비타민 C, 글리콜산, 코직산 등의 국소 적용 등이 효과를 보여 왔다. 최근, 트라넥삼산이 자외선에 의해 유발된 과색소 침착에 효과를 보일 수 있음이 일부 아시아 국가에서 보고되었다.

트라넥삼산은 잘 알려진 플라스민 억제제로서, 플라스민과 가역적인 복합체를 형성하여 피브린 분해를 억제함으로써 혈액을 응고시키는 역할을 하여 수술 중 출혈을 줄이는 목적으로 많이 사용된다. 그러나 이러한 혈액 응고 작용 외의 미백 효과에 대해서는 괄목할 만한 연구가 없는 실정으로 트라넥삼산이 과색소 침착을 어떻게 억제하는지에 대한 기전은 아직도 정확히 알려지지 않고 있다.

지금까지 알려진 바로는 트라넥삼산은 플라스민 억제제로 섬유소 용해(fibrinolysis)를 막아 주는 지혈제로 사용되어 왔다. 한편 자외선은 기미가 발생하는 주요 원인이 되기도 하는데, 자외선 자체에 의한 결과 외에도 자외선에 의해 유발된 화학적 매개 물질이나 염증 반응이 기미의 발생에 영향을 미친다고 생각된다. 따라서 트라넥삼산은 항염증 작용을 통하여 멜라닌 세포의 티로시나아제(tyrosinase) 활성을 줄여 기미 억제에 효과를 볼 수 있다. 또한 각질 형성 세포에서 형성되는 플라스미노겐 활성제(plasminogen activator)는 수용체 매개 신호 전달 경로(receptor-mediated signal transduction pathway)를 통해 멜라닌 세포의 활성도를 조절하는데, 트라넥삼산은 플라스미노겐 활성제를 억제함으로써 멜라닌 형성을 억제한다. 이러한 이론적인 배경을 바탕으로 (Lee 등은)트라넥삼산의 진피 내 미세 주입(intradermal microinjection)이 기미 치료에 효과적임을 보여 주는 연구 결과도 있다.

하지만 유지 기간이 한두 달 정도로 물광 주사보다 짧다는 단점이 있다. 그래서 보다 짧은 정기적인 주사 요법이 필요하다. 물광 주사의 미백 효과와 비슷하고 시술 가격도 큰 차이가 나지 않으므로 필자의 클리닉에서는 주로 물광 주사를 권하게 된다.

이외에 여기에서 언급하지 않은 다양한 코스메틱 주사 요법이 있다. (보톡스 필러, 탈모 메조세라피 등등) 필자가 다시 한 번 강조하고 싶은 것은 코스메틱 주사 요법이라는 명칭을 붙이려면 시술 전 시술자(의사)가 직접 상담, 시술 전 의사가 약물 배합(재료 선택), 시술 시 의사가 직접 주사 혹은 주입이라는 세 가지 원칙을 지켜야 한다는 점이다.

저자 **윤석찬**

신경 정신과 전문의(국내)
Medical aesthetic doctor(해외)
성원미의원 원장 (www.swcm.co.kr /www.swob.co.kr)
2014년 대한미용웰빙의학회 학회장 (www.kaw.or.kr)

작곡·편곡가, 알토 색소폰 연주가 (www.swmu.co.kr)

주요 저서
《비만 & 에스테틱 메조세라피》
《미용 성형 및 비만 상담 실제》

주요 앨범
To daniel
My masters
Winter waltz (정규3집 국내외 동시발매)
2014년 이판근 프로젝트 진행

초판 1쇄 인쇄일 2014년 02월 26일
초판 1쇄 발행일 2014년 03월 01일

지은이 윤석찬
펴낸이 김양수
표지·편집디자인 이정은

펴낸곳 도서출판 맑은샘
출판등록 제2012-000035
주소 경기도 고양시 일산서구 중앙로 1456(주엽동) 서현프라자 604호
대표전화 031.906.5006 팩스 031.906.5079
이메일 okbook1234@naver.com
홈페이지 www.booksam.co.kr

ISBN 978-89-98374-50-1 (93510)

「이 도서의 국립중앙도서관 출판시도서목록(CIP)은 서지정보유통지
원 시스템 홈페이지(http://seoji.nl.go.kr)와 국가자료공동목록시스템
(http://www.nl.go.kr/kolisnet)에서 이용하실 수 있습니다.(CIP제
어번호: CIP2014006399)」